吴门医派曹惕寅遗稿存真

曹惕寅 著

郭天玲 陆海凤 纪军 唐佐阳 整理

万病惟求一通

全国百佳图书出版单位

中国中医药出版社

·北京·

图书在版编目（CIP）数据

万病惟求一通 / 曹惕寅著 ; 郭天玲等整理 .

北京 : 中国中医药出版社 , 2024. 12. -- (吴门医派曹惕寅遗稿存真).

ISBN 978-7-5132-9061-6

Ⅰ . R249.7

中国国家版本馆 CIP 数据核字第 2024FV7697 号

中国中医药出版社出版

北京经济技术开发区科创十三街 31 号院二区 8 号楼

邮政编码　100176

传真　010-64405721

天津裕同印刷有限公司印刷

各地新华书店经销

开本 787×1092　1/32　印张 9.25　字数 155 千字

2024 年 12 月第 1 版　2024 年 12 月第 1 次印刷

书号　ISBN 978 - 7 - 5132 - 9061 - 6

定价　49.00 元

网址　www.cptcm.com

服 务 热 线　010-64405510

购 书 热 线　010-89535836

维 权 打 假　010-64405753

微信服务号　zgzyycbs

微商城网址　https://kdt.im/LIdUGr

官 方 微 博　http://e.weibo.com/cptcm

天猫旗舰店网址　https://zgzyycbs.tmall.com

如有印装质量问题请与本社出版部联系（010-64405510）

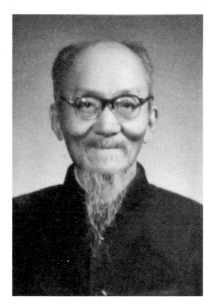

曹惕寅（1881—1969）

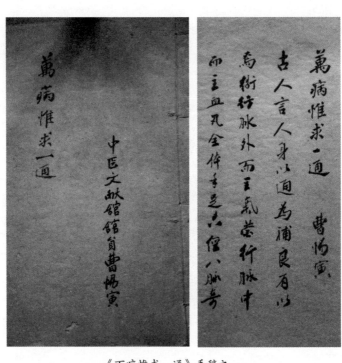

萬病惟求一通　　曹悒寅

古人言人身以通為補良有以
為衛行脉外而主氣營行脉中
而主血凡全體手足六經八脉皆

萬病惟求一通

中醫文獻館館員曹悒寅

《万病惟求一通》手稿之一

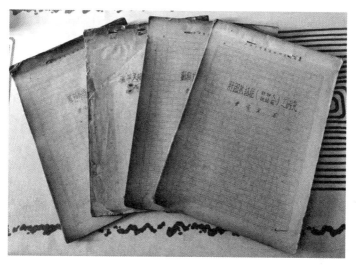

《万病惟求一通》手稿之二

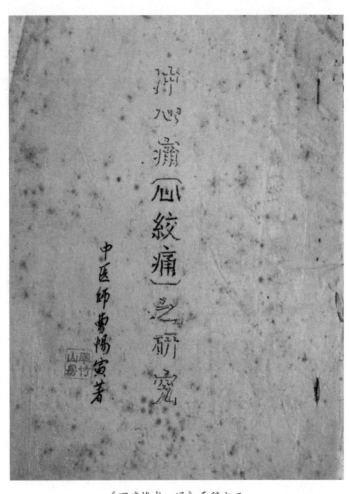

腹心痛〔疝絞痛〕之研究

中医师曹阳寅著

《万病惟求一通》手稿之三

冲心痛（心绞痛）之研究

一、释名

人生以静为性之体，感于物而动为性之用，性之于文从生从心。性之生变出于心也，人处于气之中，守清静，事後纳，其性也。则由静而动，其变动矣，顺其轻重而轻读。且心为神明之府，十二官之主宰，气血之统属，生令系焉，故心之安危，性之动静，且生命之关系至重且要。养之太和，则陶然自乐，方可语持其病，而臻于康乐之境也。

心绞痛，为冠状动脉之粥样硬化，吾经诊多矣。幸中西医之团结，才得学习而阐明其致病之因，万变化之机，至西医以刀圭手忧之准确，位而有把，至中医以倜傥辨证之异妙，精而有验，两相比较，各有专稿。一时相浮中西医两相诠命之名称，万攻之文献，证之临诊，凡经探索，均有端机，始先就其情状，而假定其名为"冲心痛"证之内经言，"诸心之痛，皆感气上冲也"，是心之痛每由各随厥逆之气冲，玉万攻，故有厥心痛、脾心痛等之记戟。兹玫于手少阴之脉，"起于心中，出属心系。……其直者，从心系却上肺，横出腋下，下循臑内后廉，行太阴心主之后，下肘内，循臂内后廉，行小指之内出其端。"再观夫临床本病之状貌，患者多见心病，即见胸闷，及左膺连于肘（臂）

《万病惟求一通》手稿之三（续）

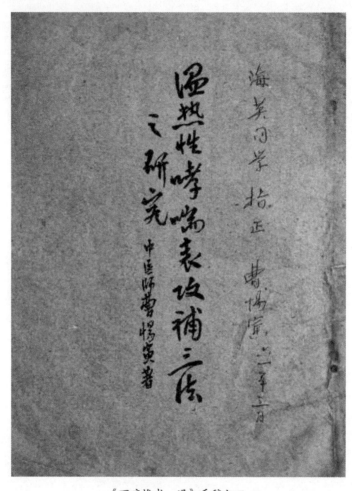

温热性哮喘表攻补三医
之研究 中医师曹畅寅著

海英同学 指正 曹畅寅 二〇年三月

《万病惟求一通》手稿之四

温热性哮喘表攻补三法之研究

目　次

《万病惟求一通》手稿之四（续）

施序

中国医药学肇始远古，自岐黄论道，越人辨脉，仲景立方，神农品药，悠悠岁月，两千余载，于中华民族繁衍生存功居伟哉！不仅构建了防病治病及养生的完整理论体系，而且历代医家还在传承经典中不断实践，如《褚氏遗书》曰："博涉知病，多诊识脉，屡用达药。"是谓三代以降，汤液之兴，方论始备，十剂以准规矩，七方以明绳墨。诚闲云潭影日悠悠，物换星移几度秋，从而积累了底蕴深厚的临证经验。历来有曰："百艺之中惟医最难！"所难者，在于辨证、用药。夫证有相似，药有寒凉，设若投治少差，存亡在于反掌。是以昔淳于公云："人之患患病多，医之患患方少。"故历代医家无不揣摩以工于辨证、凭脉施治为首务，并于诊余著书立说，感悟岐黄之道，游弋天人变化之妙，阐明经典，通乎时俗，溯流穷源，推常达变，宣解往范，作述兼修，昭示来学，书通二西，汗牛充栋，在历史的积淀中，汇聚而成伟大宝库。

同窗校友郭天玲教授等历经数年辛劳，将先师海上名医曹惕寅先生之遗著搜罗整理，勘误校正，汇编成籍，名曰《吴门医派曹惕寅遗稿存真》，并于剞劂付梓前夕示书稿于余，遂有幸拜读，顿觉如沐春风。岐黄秦汉之论，若网在纲；其学至精，薪火之传。全书学验俱丰，大道至简，既记录大量疑难病案及奇效经验，更有理论创新，倡导"万病惟求一通"之说，于万千医论中独辟蹊径，别具一格，充分彰显先生从医六十余载深厚之理论造诣与丰实之临床经验，可谓运以精思，达以卓论，非同凡响。

惕寅先生祖籍安徽歙县，十世祖后迁居苏州，上祖擅外科，父辈渐内外科并重，旁及妇儿。至先生幼承家学，并得伯父曹沧洲耳提面命，兼以悉心研读宋元明清医家著作，对温病大家叶天士辨证用药更是领悟有加，日渐磨砺，乃成起废痼、润枯毙、系生死之大医。苏州乃昔日吴国都城，为吴王阖闾重臣伍子胥于公元前500余年营造。斯域物华天宝，人杰地灵，催生吴门医派名医辈出，至明清时期更是群星璀璨。曹沧洲先生乃清代吴门名医，名噪一时。上海于春秋时期亦属吴国领地，时至今日，上海金山区枫泾镇依然保留吴越分界之界河与界碑。约1267年（南宋咸淳三年）设上海镇，嗣后内河运输日渐式微，海运兴起，吴文化与日东扩。至1843年（道光二十三年）上海开埠，迈向现代大都市，井肆繁荣，人才荟萃，药铺林立。全国名医聚沪，互相切磋交融，时值西学东进，斯有海派中医应运而成，吴门医派汇入者不乏其人。

惕寅先生于20世纪初叶亦迁居悬壶海上，名震一方，海派中医凭添新声。先生德医双馨，每于膏肓之疾救溺回生，效如桴鼓，乃于数十载从医生涯中悟出一道，曰"万病惟求一通"！论曰："通者，人赖之以生。"人之经络、脏腑、气血皆需周流而畅通，"人之生得气血之流畅，病则气血违和"，如有失畅"则通之要者，在乎调三焦气化"。上焦如雾，亦如太虚，宜升清，管理布施；下焦如渎，亦如浊地，宜疏通，管理渗泄；中焦如沤，似一瓢之水，贵在流动，又兼有管理上下二焦之能。三焦升降有序，气血融通，则阴阳得以平秘。先生于"通"法之研究，广览群经，缜密推敲，尊岐黄之说而多有发挥。《素问·逆调论》即已指出人体气机运行以顺为常，逆则为病。"逆调"者，即"调逆"也。《素问·至真要大论》曰："谨守病机，各司其属，有者求之，无者求之，盛者责之，虚者责之，必先五胜，疏其血气，令其调达，而致和平，此之谓也。"又曰："逆之从之，逆而从之，从而逆之，疏气令调，则其道也。"可见，宣其通调之道乃至理之言，先生则集思约取而弘扬光大。于通法之应用，先生经验宏富，可求上下之通、表里之通，或调气血以求通、化痰湿以求通。或补气，令气旺则和畅，而络脉舒则脏腑之气皆旺，或补血，令血充则气旺，络脉亦随之调和而得通。因之可锐攻病机以求通，亦可调顺趋势以促其自通。或得药物之通，或以外治求通。又如八法皆寓于通，汗、吐、下、和、温、清、补、消虽各有专致，但其旨亦在一通。可见致通之术至多，变化无穷，而求通之旨一焉。

先生不仅精于医理发微，且每施于临证，在众多医案中均可窥见通法之灵活应用，并对八种专病以通之论指导，取得研究成果。昔吴师机《理瀹骈文》曰："外治之理即内治之理，外治之药亦即内治之药，所异者法耳。"先生秉持十三科一理相贯之前训，在内治的同时，亦常用外治之法相配合，将"导邪外达法"灵活应用，临证内外兼施，相得益彰，又何其妙哉！

大医精诚，医虽艺事，而拯疾痛、系生死，非芝菌星鸟之术可以诡诞其辞也。中医药古籍文献令人望洋兴叹，然可以赐人以准绳，提纲挈领，于无涯医海指点迷津者，惕寅先生之遗著实不可多得。今日继承弘扬中医学遗产已为国人所倡导，成就辉煌，持悖论者已非势取。昔杜甫有曰："王杨卢骆当时体，轻薄为文哂未休。尔曹身与名俱灭，不废江河万古流。"中医药学必将在中华民族伟大复兴中如江河之万古长流！

习近平同志号召我国中医药工作者应在推进中医药事业发展中坚持"传承精华，守正创新"，余以为郭君之奉献当属范示，诚可歌也！新书面世可卜读者手不释卷，斯以为叙。

施杞

识于 2024 年春

施杞，国医大师，曾任上海中医药大学校长，现任上海中医药大学专家委员会主任委员。

陆序

　　郭天玲与陆海凤两位医生领衔整理的《吴门医派曹惕寅遗稿存真》是一套内容丰富，学术观点鲜明，既有方药，又有临床实效的中医文献实录。翻阅《遗稿》，一段往事不禁泛入脑海，20世纪90年代初，余时任职于上海中医学院中医文献研究所，参编刊行由国医大师施杞教授主编之《上海历代名医方技集成》，其中收录曹惕寅先生学术经验和技术成就，对其倡导的"万病惟求一通"，高评认为"乃先生学术经验之精华，亦临床治病之南针"，堪称医林创记，卓尔不凡。

　　曹惕寅（1881—1969），幼时谙熟儒家思想，其后又深受佛道两家影响。纵观曹老出身及早年经历，他的学术思想及其国学渊源确是由来有自。虽则《遗稿》以医记为主，但时有展现宋儒理学用语且未注明出处，耐人寻味。余因遍览文献，历经寒暑，终于厘清眉目。追溯曹老早岁随父寓居北京期间，曾师从现代中国文学大家林琴南。林氏崇尚程朱理学，史称其"笃嗜如饮粱肉"。经清同治进士桐城学派吴汝纶推荐任教京师大学堂（创办于光绪二十四年，作为实施戊戌变法，实现"新政"措施之一）。曹父为光绪八年进士，历任清代翰林、编修，与林氏交集完全可能。曹惕寅先生生前对学生不谈宋儒理学，隐去父亲姓名身份，恐与时代有关，有难言之隐耳。随着时代进步，医学科学的发展，曹老先生与时俱进，接受科学新知，研究疑难杂症，解决了诸多顽疾。其中思维机杼多受中国哲学思想之启迪，确属难能可贵。

郭君乃曹老在上海中医文献研究馆的最后弟子，陆君为市卫生局直属中医带徒班的关门弟子。目前均已年届耄耋，在社会变迁、物是人非、资料散失严重的困难情况下，他们怀着对中医事业的赤诚之心，感念师恩，不忘师教，尽心收集，终于将曹老一生治学及诊疗经验汇编成《吴门医派曹惕寅遗稿存真》四册，确是为中国传统医学的保存和传承做了有益的贡献。

乐为之序！

陆鸿元

2024 年 3 月

陆鸿元，上海中医学院（今上海中医药大学）1962年首届毕业生，上海市名中医，勉吾轩主人，1925 年生。

曹惕寅先生，名岳峻，字惕寅、契敬，20世纪50～60年代的上海名医，上海市中医文献研究馆馆员。说他是上海名医，其实从他的出身、医学源流和辨证用药风格来看，曹惕寅可为吴门医派的杰出传人；而后他来到上海，融入海派医家的队伍。海派中医海纳百川，而吴门医派正是其中重要的一支。

曹惕寅先生祖籍安徽歙县，十世祖后迁居姑苏城。家传以医为业，上祖云洲尤擅外科，其父祖辈渐至内外科并重，旁及妇幼。曹惕寅先生幼承家学，又因少时多病，故悉心习医，并得伯父曹沧洲亲炙，随堂兄南笙先生临诊。曾言及除中医经典外，对宋元医家及明清时期江浙地区的温病学家著作均精心研习，尤喜叶天士的辨证用药。

1919年夏，吴中大疫，死人无数，他随伯父、堂兄等日夜研究，制定《救急便览》一册，并广为印发，从而挽救了众多病患。该册子充分体现了吴门医派在疫情大流行时的辨证用药急救特色，至今仍有重要参考价值。1927年，由曹惕寅所著的《翠竹山房诊暇录》在沪出版，该书记录了他早年在诊治疑难杂症时的思考与效验，此书及至近年尚有人印售。

曹惕寅先生于20世纪20年代移居上海后，除自设门诊外，还曾任江南造船厂、上海公安医院、邮电医院、仁济医院等单位的医学顾问，从而接触治疗多种近、现代疑难病症。他通过认真的学习思考，寻找辨证规律，积累了丰富的实践经验，并从数十年的临床经历中悟出了一个重要观点："万病惟求一通"。这一思想贯穿他的辨证思维中，贯穿他的组方用药上，是他学术思想的精髓。他所言的"通"，是广义的通。他认为"六腑固然以通为补，其通出于外，以成其化糟粕之能，而得排泄之用；五脏之通达于内，以收其生精微之功，而成濡养之用""通之要者，在于调三焦之气化，使其升降有序、气血融通，而阴阳得以平秘也"。更深层的意思，是指一身经络气血的流通、三焦气化之和通。

曹老特别重视肺气的通畅，认为治病首重肺胃，盖肺主一身之气，胃乃十二经脉之海。肺气通调，则脏腑之气皆调；胃失和降，则气血生化无权。他又特别指出"肺为华盖，又为娇脏，位居上焦，喜清虚"，故"治肺之病，药宜味薄气升，轻清上行，方可使肺气得展，邪无留地，重则药过病所矣"。这在他的处方用药中，都可得到明显的印证。即使在疏肝、通肠、利尿剂中，亦常配用肺经、胃经之药，往往取得事半功倍之效，体现了他"万病惟求一通"的思想。他门诊所用的脉枕上，用粗黑的丝线绣着"万病惟求一通"的字样。记得他曾多次结合具体病例，在辨证处方时，对着我们用手指重重地叩击着这几个字，以此强调他的学术观点，启示他的学生弟子。

曹惕寅先生的辨证用药体现了吴门医派轻清灵动、举重若轻的风格，还极善于应用浅显的物理现象和哲学思辨指导治疗疑难重症，遇急难病常有巧思。他常带着临床上的问题，探求理论上的解答。他出身中医世家，但思想并不保守。对于近代传入的西医学，他认为也是治病救人的手段，常言："西医学说擅长于物质，中医学说擅长于气化""二者各有短长，应当互相取长补短"。曹惕寅先生还善用外治法，常内服外用并重，相辅相成。其外用药应用的思路，也深受家传及曹沧洲的影响。在后期，他的处方用药更形成了自己的鲜明特色。我们可以看到曹惕寅的处方中有古方的神韵，融入了很多经方的片段乃至全方，其君、臣、佐、使排列有序，而且往往成组成对地呈现，融入"万病惟求一通"的思想，条理思路十分清晰，使后学者极易领会和掌握。为了体现这些特色，我们在《万病惟求一通》《百通验案选集》的处方排版中，要求尽量体现这种独特的排列形式。

民国元勋，曾任清末江苏巡抚的程德全先生在《诊暇录》序言中言其曾"证之吴地人士及家中儿孙辈：一切危症具经先生匠心独运，拯救有得，因知其存心之厚，操术之神，未可以常人论也"，说曹老"洞察精微无怠无倦，遇疑难尤好精究，处艰困不辞劳瘁，并且尽将所承医术传授予人，以利济急扶贫"。作为后学，深感程氏言之甚确。曹老对每个患者、每张处方都极为认真，他还多次以"习字费纸，习医费人"告诫我们。

曹老曾是连续两届的上海市静安区人民代表，是较早期的中国国民党革命委员会成员。1956年，曹惕寅先生被上海市中医文献研究馆聘为首批馆员。他非常重视并认真对待这一工作，包括临床带教、整理自己的医药经验和学术体会，产出颇丰。

　　1963年夏，经过6年大学生活，我从上海中医学院（现为上海中医药大学）毕业，并被分配到上海市中医文献研究馆工作，任助理馆员，具体工作是继承整理老中医、老馆员的学术思想和临床经验。给我安排的首位老师便是曹惕寅先生。当时曹老已82岁高龄，在静安区石门二路家中设有私人门诊，每周我去那里三次跟他抄方，听他传授临诊经验。之前，中医文献研究馆委派到曹老处工作与学习的已有多人，如黄少堂、王秀娟、林功铮等，另外跟随他学习的还有戴兰芬医生和上海市卫生局委托培养的四五位医生，其中包括余雅文、陆海凤医生等。他们对曹惕寅先生的学术思想和诊治特色也颇有体会。

　　曹老个子不高，骨骼清奇，双目炯炯有神，一缕花白的山羊胡子，每每随着他认真的讲述而抖动，这便是他给我最初、也是永远难以忘怀的印象。而曹老的学术思想、用药经验和风格更深深地影响了我们。如今，曹老去世已半个世纪，我则退休多年，如今也85岁了，看着留在我手边的一大叠曹老的医论、医案等资料，纸张已经发黄变脆，深觉不应该让它们就此变成废纸而消失在历史的尘埃里，有生之年，我们有责任把它们保存并传承下去，让更多的后来者得以学习和借鉴这些宝贵的医学遗产。我的想法得到陆海凤医生的支持，她抱病翻找出珍藏的书籍和散在学生手中的资料，多次搜索补充，使吴门医派曹惕寅的遗稿尽可能做到无遗漏，从而得到较完整的保存。纪军博士和唐佐阳医生都是单位里的主干力量，工作十分繁忙，但他们热爱中医事业，抱着极大的热情和兴趣，利用业余时间，认真地投入了这项工作。

我们的工作，从重温曹老的遗稿开始，追溯了曹氏的学术渊源，同时走访了曹老在上海的门诊旧址，见到了他的后人，到苏州寻访了曹沧洲祠和曹惕寅老宅，温故而知新，终于理出了一些头绪，特别是在中国中医药出版社华中健老师的支持和策划下，决定把这项工作定名为《吴门医派曹惕寅遗稿存真》，包括以下四册：

第一册《翠竹山房诊暇录 临证述要》，内容包括：①《翠竹山房诊暇录》，收录曹惕寅先生早年（1928年以前）的临床经验总结；②《临证述要》，收录曹惕寅先生20世纪20～50年代的临证经验；③附一:《救急便览》，为曹惕寅先生与伯父曹沧洲、堂兄曹南笙共同研究制定的瘟疫救治实用手册；④附二：曹氏医学源流及传承。

第二册《万病惟求一通》，内容包括：①较详细地论述了"万病惟求一通"的理论和根据；②收录曹惕寅先生在新中国成立后的近20年间，随着疾病谱的变化，运用和发展了他一贯主张的"万病惟求一通"的思想，总结八大类疾病的个人学术观点和临床经验；③最后还介绍了曹氏历代积累的外治法、方药。

第三册《百通验案选集》，主要选取曹惕寅应用"万病惟求一通"思想治疗的百例医案，以为示范。

第四册《曹惕寅医案医话录》（正续集），主要包括：①由原上海市中医文献研究馆助理馆员黄少堂、王秀娟整理保存之《曹惕寅医案医话录》（正续集）；②曹惕寅遗稿:《我对工作和带徒的体会》；③曹惕寅讲述、戴兰芬整理的《通肺气以治肝，通浊滞以治胃》；④曹惕寅膏方案及噙化方案选录。

由于资料繁多，曹老本人整理或口述的病案及文献馆整理的医案时间跨度较大，前后引用或有重复，为保存遗稿的完整性，一般不作删节。另外，由于时间久远，纸质资料保存不易，有的字体不清，转录或有出入。凡此，祈请阅者多予以指正。

郭天玲执笔

2024 年 1 月

1.《翠竹山房诊暇录　临证述要》以1927年上海翠竹山房石印本为底本，繁体、竖排改为简体、横排，以现代标点句读，对通假字出注说明，古字、异体字、错别字径改不出注。为保留原书风貌，对方言习语、中药名的简俗写法均不做改动，冷僻者首见出注说明。另外，原署名集中放在书名下，不再在卷中出现。

2. 药物剂量均按原处方书写，即用旧制。一钱合今中药计量之3g，一两合今中药计量之30g。

3. 除《翠竹山房诊暇录　临证述要》外，病例中患者姓名多隐去名字，保留姓氏。

4.《万病惟求一通》《百通验案选集》及膏方处方中保留了曹老的独特书写特色，即药物分组对齐排列，一般由3～5组组成，每组由2～3味功效相近或相协调的药物组成。一般第一组体现主旨，第二、三组为宣肺气、利三焦、助运化之剂，其余为佐使或辅助药。例如，暑湿寒热病例处方，用芳香化浊、分利湿热法，处方中共有5组药物，第1~4组以竖列排，第5组以横列排（处方中的药组提示数字及竖横线为编者所加，以说明药物排列特点）：

①苏梗	②白蔻仁	③姜川朴	④青皮
枳壳	白杏仁	范志曲	广木香
郁金	姜半夏		
⑤车前子	鸡苏散	藿香正气丸	

为体现曹老这一处方书写特点，并兼顾排版可行，我们采用处方药物按药组顺序连排，以分号分隔药组，同组内各药物以逗号分隔，处方结束以句号收尾。仍以上方为例，按此方法排版后，处方格式如下：

苏梗，桔壳，郁金；白蔻仁，白杏仁，姜半夏；姜川朴，范志曲；青皮，广木香；车前子，鸡苏散，藿香正气散。

《翠竹山房诊暇录　临证述要》和《曹惕寅医案医话录（正续集）》中的处方并未按此规律排列，但仔细品读，仍可找出其中规律。

5.本套书中极少量主题在不同辑册中有所重复，系曹老本人或学生在不同年代记录整理的内容，其在具体内容上随时间的递进也略有不同，体现了曹老对疾病的认识及学术思想上的深化和提升，因此尽量予以保留，如此亦保持了原稿的完整性。

6.曹老所处时代，有些医理尚未被认知，阅者当识别之。

编者

2024 年 2 月

目录

专论——万病惟求一通

一、
绪言

春雷震而万籁发陈，夏霖沛而百物昭苏，此乃生物消长之机得以感而遂通也。回溯1919年（岁在庚中）季夏，吴中大疫，旋发旋死，比户皆然。司命者，虽废寝忘餐莫触及也。忆昔日之惊忧悲惧，感今时之熙攘快乐，两境相较，甘苦迥殊，真令人有今昔之感。是夏也，气候当热反凉，雨水连绵不已，夏秋则继以酷热，乃至寒热相争，气化乖戾，发生疫疹，刹时间，病者闭气干恶，腹中绞痛，未几即见气阻血瘀，肢冷脉伏。如此状况，目之凄然，言之悲怆，一般均视为急剧险殆之病，不及救治之症。余乃请于先伯父著《救急便览》以行世救急，再从事研究如何能以紧急之措施而解其时疫以保生命。厥状既见气闭血停之症，当然以宣窍通气、温行血脉为第一，乃采用樟木、茴香、木香、陈皮磨末，将丁香、小土切细，用布同包浸入高粱酒内，取其可急速应用。更备行军散、红灵丹以解热，辟温丹、飞龙夺命丹以逐寒，相机施用。并以卧龙丹取嚏，及于颈部、背部、臂之曲泽、腿之委中刮痧泄毒，用是法而得救生还者甚多，因此相传一时，成为城乡疫疹预防之良法。无他，不过利其通而已矣。是例者，为吾通法之治验，亦为吾通法之启始。

天地辟，明晦显，则宇宙之间事事物物得以存在矣。不观乎大者如山水、土木、江海、河汉，小者如卵生、胎生、湿生、化生，无一不依赖通于空而得其存在也。故万物得通则生，不通则亡，得通则有，不通则无。万物如是，而人又何独不然？有如人体之细微精密如发者，其有赖于吸收气血滋泽之通塞，乃得显其黑白之枯荣也。又如爪甲，虽为肢末之附余，但其枯泽之变化，亦有赖于气血之通塞也。他如神蒙则失智，目盲则失明，耳聋则失聪，鼻塞则失嗅，口闭则失纳，肛肿则失便，茎肿则失溺，推之肺气失于调达，则毛孔失其开阖，皆可目而视之、执而检之，在通塞之间定其否泰焉。是通之为用，至大且要，而更须臾不可离也。

二、
人之生，在于通

1. 通得以生

万病惟求一通，为吾生平治病之主旨。此乃勤求古训，博采众论，证实于 60 年中之临诊，历经精心考核，切实揣摩，始贯通而创论及之。

其通者，人赖之以生。忆及《内经》所言卫行脉外而主气，营行脉中而主血，凡全身手足六经、奇经八脉、十五大络、经隧孙络，贯乎脏腑之内，运乎躯壳之中，连络贯通为之道路，使气血周流而畅通。《素问·上古天真论》有云："此天寿过度，气脉常通，而肾气有余也。"重在气脉之常通，才能肾气有余而得度天寿。是以人之生得于气血之流通，而人之病则由于气血之违和。

考之《内经》，《素问·经脉别论》曰："食气入胃，浊气归心，淫精于脉，脉气流经，经气归于肺，肺朝百脉，输精于皮毛。毛脉合精，行气于腑，腑精神明，留于四脏，气归于权衡。"又曰："饮入于胃，游溢精气，上输于脾，脾气散精，上归于肺，通调水道，下输膀胱，水精四布，五经并行，合于四时五脏阴阳，揆度以为常也。"寓有通之义。饮食入胃，欲求其输布精气、濡养脏腑者，在于通，不通则何由以散、以疏、以流、以通调、以下输、以四布？由是观之，只有脏腑表里之自然相通，才能循环不已，而生发种种生命之效能得其通也。然则六腑之通尽人皆知，而五脏之通知者易于忽也。六腑固然以通为补，而五脏之通更为精要。其精者，在于游溢精气，四布水精；其要者，在于权衡以平，揆度为常。盖六腑之通出于外，以成其化糟粕之能而得排泄之用；五脏之通达于内，以收其生精微之功而成濡养之作用。有如脾气散精，上归于肺，何为不是内脏之相通，才能更生而不息、生机益然。人得以生，贵在其通，脏腑之通则相同，而脏通于内、腑通于外又有别矣。

2. 不通则病

通既为生之本，不通则为病之根，试观《灵》《素》所论，历历不爽。《素问·举痛论》曰："不通则痛。"《素问·调经论》曰："有所劳倦，形气衰少，谷气不盛，上焦不行，下脘不通。胃气热，热气熏胸中，故内热。""上焦不通，则皮肤致密，腠理闭塞，玄府不通，卫气不得泄越，故外热。"《素问·举痛论》曰："悲则心系急，肺布叶举而上焦不通，营卫不散，热气在中，故气消也。"又曰："经脉流行不止，环周不休，寒气入经而稽迟，泣而不行，客于脉外则血少，客于脉中则气不通，故卒然而痛。"《灵枢·经脉》云"手少阴气绝则脉不通，脉不通则血不流，血不流则毛色不泽"。略举数例，已见病机转化之关键系于通或不通，或由于六淫之外侵，或由于七情之内伤，或由于体质之衰弱，均可导致不通而为病。《经》云："治病必求其本。"其本之所在，即求于一通。是以在各种疾病的治疗上，如何应用通法，至精至要，至广至大，未可以狭义之"通"字目之也。

　　环顾大地之上，一切生物靡不受影响于大气之变化，苟或违常则蒙其害矣，论及人之感受与负荷亦如是焉。随境遇之变迁，从盈虚之演化，得通塞之生杀，莫不有相引之关系。风而郁遏则万物脆弱，寒而过厉则万物凋零，暑而炎盛则草木焦枯，燥而太亢则物体碎裂，湿而霉蒸则腐蚀朽烂，火而炽热则生物成炭，气而壅闭则胸闷腹胀，血而瘀聚则热痛肿胀，痰而阻塞则头晕神昏，热而炎上则口苦目赤，食而行滞则气胀腹痛，怒而过甚则气涌而上，恐而过剧则气为之下，喜而太旺则气为缓慢，悲而过切则气为之消耗，惊而伤神则气为之紊乱，思而太深则气为之凝结，劳而疲乏则气为之馁弱……由是观之，万物生存有赖于气化之通，至重且要，太过则阻于彼，不及则痹于此。所以必须使其融通而调和，方可得其通而存在也。

3. 通之要义

通之要者，在于调三焦之气化，使其升降有序，气血融通，而阴阳得以平秘也。所谓气血和平，即致以通，或求上下之通，或求表里之通，或调气血以求通，或化痰湿以求通。或补气，气旺则和畅，而络脉舒则脏腑之气皆旺矣；或补血，血充则气旺，脉络亦随之调和而得通矣。时而锐攻病机以求其通，时而调顺趋势以促其自通，或得药物之通，或求病机之通，是致通之术至多，而求通之旨一焉。

三焦者，《灵枢·营卫生会》曰："上焦如雾，中焦如沤，下焦如渎……"吾比之为上焦如太虚，宜升清，管理布施；下焦如浊地，宜疏通，管理渗泄；中焦如沤，似一瓢之水，贵在流动，又兼有管理上下二焦之能。若此乃自上而中、自中而下自然之调通也。只有明三焦之通路，才能更善于求通，求三焦之通，重在气化，气机调达才能得通，为通之主旨也。但气之调达，又主于肺、脾、肝。肺统率诸气之输化，肺气旺则脏腑之气皆旺，络脉舒而百骸和养，畅肺气可以达邪、散阴霾之郁而通清阳之宣发，上可以利膈，中可以助运，下可以利水。宣脾气可以助运化，调气化主流转，助津液之输布，以化痰、渗湿、导滞、涤垢，立中运之权以求上下之通。疏肝气，可以解冲逆之患，理横肆之危，有如上升之气自肝而出之类也。但得气机之调达，自能促其通。故主诸气，为求通之要领也。或疏之，或调之，或理之，或宣之，或泄之，或降之，或导之，或散之，以致其通。君不见乎，气行则血行，气旺则痰饮消，气壮则胃自开，气和则食自化，气通则垢自下，是调其气而至乎通。至若益阴润燥，乃在清润之中得其流利其通；泄热降火，解煎迫之厄而求其通；化痰平气，调其壅塞之气而得通。更有塞中以求通者，如调气、益气以止崩漏，塞其旁流则本流自然正常。复有食厥、气厥、阴阳错乱致失常者，再缕述如下。

食厥之求通。陡然食阻贲门，其痛如绞，肢厥脉伏，汗冷神昏，乃是胃家阻膈，窒塞于中，清阳不能上升，浊阴不能下降，于法宜吐以通其阳。用生莱菔子三钱，藜芦一钱，橘红一钱，炒盐五分。服后用药探吐，再饮再吐三次，痛定肢缓厥回汗收。唯吐后胃气易逆，复以代赭石四钱，吴萸五分，煎汤服之即止。

气厥之求通。凡素有肝郁之病者，往往遇事拂逆，骤然昏倒，脉伏息微，目窜肢厥，势甚危急，予以宣气化痰开窍之至宝丹、苏合香丸，和入微温之姜汁、竹沥、菖蒲汁灌之，得能探吐数次，痰得以利，气得以通，服之可缓缓转苏。原吐为豁痰通阳要旨，亦即"木郁达之"之意也。

　　阴阳错乱侵犯肝胆而致厥逆之求通。饮水胸闷、腹痛、四肢抽搐、时昏时醒，乃阴寒阻隔，阳不能升，阴不能化。若犯脾胃则吐泻，今犯肝胆则痉厥，当着力于厥阴之表、少阳之里，温凉兼筹，庶得通调。桂枝一钱，羚羊角二钱，干姜五分，川连四分，吴萸四分，钩勾三钱，木瓜三钱，天麻一钱，僵蚕三钱，姜汁竹沥一两，紫贝齿一两。渐渐服之，乃可有济。

　　由是观之，通之为用大矣，而通之变化多矣。夫通者，不可狭义目之，不可呆板视之。无论其外感内伤皆求于通，通则贼邪外达，气机运化，血脉流畅，升降有序，阴阳得以平衡。邪去而正复，本健而病除，皆有赖以通也。求通贵乎认识，开上窍以通肺气，宣中宫以理脾胃，通下窍以利二便。至于内伤，先去其兼邪，后复其所虚。补益之中，应求疏通，使补而不留邪，使补而不滞气，即寓疏于补，又寓补于疏。是良法也，明此一法通而万法通矣。

　　通之道深矣，而通之法亦广矣。无论在虚虚实实、轻轻重重之间，均存在着相生相引之作用，绝不宜执成法以治活病，更不宜守偏见以示眩奇。当细心入微以辨证，集思广义以治病，方可得到药病相应之精义，以通万变之病情，为病者造就一出死入生之善策，而消患于无形。每个人日常能注意身体上表里内外上下之通，则自可预防而却病、健康而长寿。此乃吾通治万病之摘要，中心宝之，服膺勿失，始而知通于自病，继而知通于人病，由远而近，由精而细，由少而多，加以积年研究，积年感觉，积年经历，才得恍然而悟，怡然自得，陡然悟澈其神化之境，足使昧者得明，难者得易，危者得安。其微妙之处，可触处皆通而达左右逢源之境，譬如猝呃捶背动气而得解、棕丝通眼孔而肿消、通气血而止心绞痛、刺红丝而解疔毒走黄、提腹肌疏气而解腹痛、服阿魏丸利矢气以和痛……类似此者，比比皆是，全在真切救人、苦心研究、脑筋灵活多摆工夫耳。大抵医者治疾也，当察其病之所起所在，察其所起知病根之远近，审其所在知病体之虚实，使发汗吐下之不差、温补艾针之适当，得收却病之效可操券也。

三、
通之运用

1. 八法寓于通

原夫致通之道，千变万化，有先后缓急之层次、轻重虚实之不同、上下升降之变化、寒热润涩之应用、宣通补泻之分别，但万变不离其通。《内经》有"开鬼门""洁净府""去菀陈莝"三法之变化，变在于通。后世分为八法者，亦寓有通义在焉，姑缕述之。

汗者，发散也，解肌也，尤重于肺气之宣通，使邪外达，营卫之和以求通。吐者，涌越也，治中上之病，使痰食吐出，上焦得通，下脘得引而使和。下者，攻导也，利泄也，治中下之病，去垢滞，利湿热，使里清化而运通也。和者也，疏泄也，使邪郁外解，枢机得运，表里得和而致通。温者，温散也，通阳也，使寒湿化，痰食消，阳气得以四布，血脉得以疏通。清者，清化也，凉润也，为火热之主治，或制之，或折之，但求其有出路，得其通即邪热自解。补者，补其虚也，复其本也，有阴阳之偏胜，调之使平，阴阳相通自能得其泰复也。消者，散其壅滞，消其积聚，去其非所固有，而复其所受损，病乃得通。八法之用虽有专致，而八法之旨却在一通，是通之法则变化无穷矣。知斯意旨，则能从八法之化裁以求通，又以通为贯注八法之要领。愿读是篇者熟玩之。

《吕氏春秋》谓诸病皆由气之郁滞而生，指生气能支配人之生命与疾病。人于风寒暑湿燥火上、气血痰食中而致病者，乃系于气机之通塞而定否泰。其或因人事之影响而致病机之变化，酿成大血、大汗、大泄、大泻，此已失去阴阳相抱、血气附丽之本能，只得就其情况而暂为损益之。无论是虚是实，总以所施之法为病体能任受、能得通为最要。大凡一切疾病之自然转机不离乎通，在通塞之间而定之。譬如为湿滞裹结之痢疾，宜疏气以通垢。若专事猛攻，反觉肛急而不爽，腹胀而气阻。又如体弱气虚之病证，宜疏补以调养。若一味蛮补，反觉腹满而纳呆，胃滞而气闭。如此可证，一切病证之治疗，必须在虚实互参、通塞相应之中求其通之生化、通之灌溉，则内而脏腑、外而百骸，尽得安其所安，通其所通。岂仅仅汗、吐、下三法所能概括耶？故曰："万病惟求一通。"《经》言"治病必求其本"，亦即本其所通。若枝枝节节为之，难得其效，徒增其烦，非良计也。

2. 古法之求通

议者咸谓余主通之说甚善，此为君之创说乎？余曰："吾虽未尝见及通之专说，但就吾所见及而寓取通之旨及用求通之方法者恒常有之，惜乎求通之道尚未经阐发其精要也。"然如古书，名之"通典""通史""通鉴"之类，皆各述其一系列性质而贵通其事。审核其意，旨亦属相若。今再摘录文献数则，以作酌古斟今之求通证焉。

中风之求通。多气闭而痰壅，须求其通，不通则死。口噤目张、两手握紧、神昏脉绝、痰壅气塞、闭其经隧、无法下药者，宜开关散搐鼻，或乌梅擦齿，或用药探吐，急与苏合、至宝之属以通之，以香药能通神明、达经隧也。中风以转气为先，《经》云："大气一转，其气乃散。"凡卒倒者，邪气暴加，其气反陷，表里之气不相通，灸之可苏，散其邪，兼通表里之气也。更有其气暴脱，阳绝于外，阴格于内，阴阳失其附丽，药石所不能及者，灸之能通引阳绝之气。中风失音不语，为风邪搏于会厌则气道不宣，故令人失音。会厌者，乃声音之门户，其气宣通，则音声无障碍，宣通痰气则声音自开。偏风者，其邪偏客身之一边，而阴阳之道路倾而隔矣，气血之流注塞而壅矣。故其废也，必须调理阴阳，疏和经络，于法非攻邪即取汗，以化气和络而求通也。

咳嗽之求通。咳之症，其因甚多，宜审而治之，通其所因，其咳自止。冷嗽，寒邪袭肺，呕吐恶寒声嘶，呼吸不利，得温则稍减，得寒则益甚，治宜散寒蠲饮；热咳，热为寒束，阵咳痰沫，口干，治以辛散，寒去则热解；饮嗽，饮邪停胸，水气冲肺，咳逆胁痛，心悸倚息，治宜上化痰气、下利水道；燥咳，燥火刑金，干咳，涕唾稠黏，大便秘塞，法宜润肺清金，肺润则大肠亦润矣；食积作咳，谷肉过多，停滞不化，痰气升逆，作咳欲呕，法当清其积，则咳自止；肾咳，久病及肾，喘逆气息，水则济生肾气补而遂之，火则五味都气丸引而下之；咳嗽失音，痰火郁闭者，宜化痰清火、宣而开之。

喘之求通。喘而无汗、躁烦脉浮大者，汗之；喘而有汗、腹满便闭、脉实者，下之。

呕吐之求通。呕吐痰水症，唾沫怔忡，先渴后呕，与之消痰逐水；宿食症，胸腹胀满，与之消食去积。呕吐便秘，上下壅遏，气不流畅，应思其所从而利导之。阳明之气顺而下引，反而上逆，食已即吐，使浊气降而得调。

噎膈之求通。噎膈之病分有虚实，咽物通塞系于枯泽。虚则滋泽，泽则疏瀹，实宜用下，但勿顿攻，尤贵滋养，轻剂小丸积累服之，关扃自通；再加轻宣，以疏松痰涎，上下呼吸因以构通。痰气相搏，辄噎作呕，治宜宣痰气、调阴阳，气顺痰下则病自已。

诸痛之求通。湿热头痛，痰火上升，壅于气道，兼乎风火者，头痛而蒙。升火治宜利痰降火；脘腹冷痛，痼冷在泄泻腹痛，宜温散或温利之，以其痼冷在脏，不下则病不去；腹胀热痛，二便秘赤，若仅寒热之气留于大小肠，故痛，宜凉、宜下、宜清、宜泄；死血之痛，多起于郁怒及饱食后急走得之，其痛有定处，甚者下之；脚膝肿痛，风寒湿气客于络，气血不能宣通，则壅滞为肿，瘀涩为痛，法宜疏导其下、和调其络。

痹证之求通。痛痹，寒邪客于经络，气血为之壅滞，治宜通行阳气、温润经络，血气得温而流畅，则无壅闭也，但虽宜温散寒邪，尤贵宣流壅闭也；着痹，湿气胜，营卫之气与湿俱留，则着而不移，治宜益阴气以清热、和中气以除湿。

痢疾之求通。泄利而小溲不利者，当先分利也。治痢诸法，东垣白术安胃散等，泻其所压之邪则后重自除。休息痢多因兜住积滞以致时作时止，宜用驻车丸，再投以去积。暑毒与食物相搏，结热下脘，糟粕欲行不得行，而火复迫之，将脏腑之脂膏迫逼而下，应取大黄汤驱热毒、下糟粕、清涤肠脏也。治痢，以散风邪、行滞气、开胃脘为要，若递用补涩，骤用闭涩者，邪气得补而愈甚，非缠扰撮痛，则里急后重而至日久淹然也。便泻而小便涩为津液偏胜，治宜分利。

　　　　　　　　万病惟求一通

血证之求通。劳伤吐血，用力太过则络脉伤，络脉之血本随经上下往来不息，及有伤损则血乃得渗漏而出，宜和血顺气则血循故道；阳明热极之鼻衄，血不得下通反而上壅者，宜通其下则热泄、血循经而自愈；郁热失血者，寒邪在表，郁血于经，血为热而溢于经外，勿用止血之药，但疏其表热，郁得舒血亦自止；蓄血吐血者，热蓄血中，因而妄行，口鼻皆出，势如涌泉，膈热胸满，脉数有力，精神不倦，血色紫黑，当从大便下之，此非釜底抽薪之法，不能夺火热上涌之势，小便不利者轻，诸蓄血、妄血症始也，行血破瘀折其锐气，而后区别治之。因为血已迷失故道，不去蓄利瘀何以御之？一般治血，去者自去，生者自生，人尽知之。瘀者不去，新者不守往往忽之，当通瘀以生新；气逆失血者，得于暴怒，而血郁于上，宜行其气，使血自下；肝火因气而逆，烦躁燥渴者，降其火而血自宁。

疟疾之求通。凡疟疾多寒而久不解者，其人必本阳虚，法当甘温散邪；风疟感风而得，故先热后寒，可与解散风邪；老疟三日一发，气道深远，病在三阴，宜温宜利，甚者非吐、下不能拔其病根。

遗泄之求通。壮年梦遗，服摄精药益甚，改用大剂量导赤散服之而愈；梦遗湿热郁滞，小溲频数，猪苓丸主之。半夏利湿，猪苓导水，亦是导气使通之理。

便秘之求通。热搏津液，肠胃暴结，大便不通，气滞不行；心腹夜闷，胁肋膜胀，法当顺气，气一顺则便自通；下焦阴虚，精血枯槁，但壮其水则肠运自通。

溲溺之求通。小便不通，有肺燥不能生水者，则宜车前、茯苓之属；不渴而小便闭，利之则阴愈竭，宜补肾与膀胱，使阴气盛而阳气化；脾胃气塞，不能通调水道，可顺气，令水化而出；石淋，气聚下焦，结所食咸气而成，出砂石则小便通；气淋，五内郁结，气不宣引，气滞因而胀满溲不通；胕囊渗入水湿，为燥热所壅，则水道不行而壅肿。

疝之求通。筋疝茎肿，法宜清降，使心火下泄；木肾顽痹，坚硬如石，法之咸降，使心火下济；血疝，病在血分，血行则疝消；治疝必先治气，痛之休作，由气之聚散与塞通也。

中焦之求通。伤食者，饮食自倍，肠胃乃伤，当分上、中、下三焦治之。在上吐之，在中消之，在下夺之。伤于酒者，其性大热。上当发散，使汗出自愈。其饮可利小便，乃上下分消其温之治法也。天地之气，不升则降，吐亦是巧法，然必须体实病实者可用。

万病惟求一通

水肿之求通。风水，风激骨痛，恶寒，面目四肢尽肿，宜祛散风邪，风去则水亦去；皮水，以肺闭而得，肺主气而行水道，肺闭则水不下行而至泛滥皮肤，宜宣肺利水法；里水，从膀胱不利得之，肢瘦腹大，下焦为分注之所，气窒不利，则溢而为水；膜胀，为七情郁结，气道壅隔，上不得降，下不得升，因此身肿大而四肢瘦削，乃成是病；实胀，按之则痛者，《素问·阴阳应象大论》曰"中满者，泻之于内"，又云"下之则胀已"。

脚气冲心之求通。脚气初起，久而不治，上冲心胃，最为急候，下气、泄毒、除湿不可缓也。

喉痹之求通。喉以恶血不散故也，治者先宜发散，次则化痰，再次化污血。头肿如斗，肿热宜砭刺之。咽痛失音，风热痰涎壅闭咽门，虚者声多嘶败，实则壅遏不出。

体虚之人。易于感邪，当先和解，宜微利微转，从其性而治之。调之不知者，邪气于身，递予补剂，邪气得补而流入经络，殊不宜也。伤寒余热缠绵，法宜益气生血，切勿纯用补剂。

虚劳之病，易有气血郁聚之患，虽形衰气弱，两肋下迫塞，是虚中有实，应于滋补之中寓通行之意。

大凡起居饮食，失节成伤，瘀积之血牢不可破，新生之血不得周灌，瘀血作热，两脚厥冷，小腹结急，但通其血，郁热自止。口苦精烁，大便艰者，以辛苦大寒之剂下之，泻热补水。丹溪谓"久病恶寒当用解郁"。凡气血胜者，邪易传化；元气薄者，邪不易化，即不易传，不传则邪不去，淹留日久，愈沉愈伏，误服补剂，愈壅愈固，危且殆矣。

历数古代先哲求通之道、治通之术，不胜枚举。盖因万事以通为准则，百端以通为合理，而况乎治疾耶、用药耶? 病以药性之得通而愈，药以病情之得合而通，若率尔操孤行之，吾未见其善御病而得解厄也。

3.吾法之求通

人生之贵，在于气血之流通，方得寿颐百年。失其通，则疴疾蜂起，其变无常。欲去其变，不离乎通，吾法亦无一非以通而得其宜也。仅将吾平日习用之法则分别于下，作辨证论治之规律也。

透汗以解表，则豆卷、苏叶、牛蒡。

宣发以解表，则豆豉、葱白、浮萍。

祛寒以解表，则紫苏、前胡、荆芥、防风。

扶正以解表，则人参、苏叶。

宣表以透疹，则紫菀、牛蒡、蝉衣。

芳香以化浊，则苏梗、白蔻仁、姜川朴、佩兰、枳壳、白杏仁。

燥湿以运气，则生厚朴、生苍术、生香附。

化湿以宽中，则麸炒枳壳、白杏仁、厚朴。

疏风以发音，则薄荷、蝉衣、牛蒡。

泄风以退浮，则苏叶、紫菀、白杏仁。

祛风以除湿，则羌活、豨莶草、臭梧桐。

利水以消肿，则冬瓜皮、生苡仁、车前子。

追风以逐湿，则草薢、威灵仙、五加皮。

宣泄以透脑，则苍耳子、辛夷、牛蒡。

利湿以退黄，则西茵陈、粉萆薢、泽泻或防己、苡仁、忍冬藤、黄柏。

疏气以导滞，则青皮、楂炭、广木香、槟榔尖。

调气以行血，则香附、陈佛手、归身、乌药、春砂仁末、丹参、延胡索、茺蔚子。

气和食乃化，则青皮、六曲、莱菔子、广木香、楂炭、车前子。

气壮胃自开，则参须、苡仁、鸡金、橘白、半夏、谷芽。

降气以止逆，则旋覆花、煅瓦楞粉、沉香屑。

调气以消胀，则莱菔子、春砂仁末。

调气以导滞，则磨枳实、磨木香、磨沉香屑、磨槟榔。

调气以运脾，则资生丸、春砂仁末、广木香。

行气以宽胀，则香橼皮、乌药、广木香。

畅气以止晕，则苏梗、枳壳。

开郁以通气，则枳壳、郁金、干菖蒲。

引气以定痛，则制香附、川楝子。

引气以定喘，则苏子、牛蒡子、莱菔子。

温气以消癥，则制附子、荜茇、制香附。

行气以化湿，则木香、枯芩、六一散。

调气以行血，则四制香附丸、八珍丸。

活血以通络，则当归、秦艽、桑枝、赤芍、金毛脊、丝瓜络。

行血以祛风，则苏叶、当归、荆芥、赤芍。

清营以利湿，则桑皮、丹皮、赤芍、陈皮、茯苓、苡仁。

凉血以消肿，则赤芍、连翘、土贝、忍冬藤。

活血以通瘀，则归尾、丹参、桃仁、延胡索、茺蔚子、红花、牛膝。

养血以舒筋，则生地、归身、川断、首乌、白芍、金毛脊。

破血以攻散，则丝瓜络、归须、制甲末。

通络以祛伤，则当归、炙地鳖、赤芍、乳香、没药、丝瓜络。

泄热以止血，则白茅根、二至丸、十灰丸。

豁痰以泄热，则上川连、瓜蒌皮、半夏、白杏仁、枳壳、山栀。

化痰以截疟，则槟榔、蜀漆、半贝丸。

化痰以清心，则胆星、天竺黄、灯心。

燥湿以化痰，则越鞠丸、橘红、法半夏。

清心以宁神，则连翘心、远志肉、朱灯心、竹沥夏。

和胃以安神，则北秫米、连翘心、盐半夏、远志肉。

宣窍以通神，则牛蒡、紫菀、白杏仁、连翘心、枳壳、竹沥夏。

泻心以通溺，则生地、木通、甘草梢。

辛香开心肾，则远志肉、菖蒲。

养心以润下，则柏子仁泥、松子仁泥、甜杏仁泥。

润肺以化痰，则瓜蒌皮、白杏仁、竹沥夏。

宣肺以利痰，则紫菀、白杏仁、牛蒡、枳壳。

泄肺以祛痰，则象贝、半夏、陈胆星。

清肺以通络，则白杏仁、丝瓜络、青葱管。

泻肺以止咳，则桑白皮、地骨皮、生甘草。

益阴以养肝，则玄参、鳖甲、白芍。

泄热以疏肝，则龙胆草、蒲公英、左金丸。

泻肝以清脑，则龙胆草、丹皮、杭菊。

镇肝以泄风，则石决、白蒺藜、钩勾。

平肝以降火，则生紫贝齿、煅石决明、黑栀。

暖胃以止痛，则良附丸、橘红、姜半夏。

温运以健脾，则理中丸、白术皮、赤苓、肉桂丸、茯苓皮、车前子。

补肾以逐湿，则生地、川柏、龟甲、萆薢。

温肾以解胀，则杜仲、车前子、九香虫、陈麦柴。

通阳以泄浊，则瓜蒌、薤白、半夏。

温中以逐寒，则附子、炮姜、桂枝尖。

温经以通络，则健步虎潜丸、川断、桑寄生。

逐寒以通气，则附子、炮姜、荜澄茄。

辛开以定恶，则公丁香、姜汁、白蔻仁、玉枢丹。

苦宣以缓吐，则苏叶、姜汁、炒川连。

利溺以止泻，则车前、赤苓、泽泻、乌药、六曲、煨木香。

温通以消水，则白杏仁、干姜、肉桂。

导下以利水，则代赭石、牛膝、蟋蟀干、沉香屑、车前子、泽泻。

化水以退肿，则白术皮、冬瓜皮、茯苓皮。

逐湿以退肿，则防己、苡仁、冬瓜皮。

消肿以利溲，则马勃、滑石、生草梢。

利尿以固精，则菟丝子、车前子、沙苑子、通草。

镇逆以降火，则连翘、黑栀、生紫贝齿。

导热以下引，则黑栀、牛膝、车前子。

泄热以生津，则玉泉散、花粉、知母。

清热以通便，则淡芩、黑栀、火麻仁泥。

泄热以助运，则花粉、炙鸡金。

化热以明目，则黑栀、谷精珠、杭菊、决明子。

泄热以益阴，则生地、玄参、白芍。

生津以利水，则北沙参、玄参、天麦冬、石斛。

逐风以止痛，则防风、白蒺藜、蔓荆子。

清络以止痛，则红花、银花藤。

和络以行瘀，则白茅根、藕节。

软坚以化结，则海浮石、昆布、海藻。

祛湿以治带，则粉萆薢、川柏、愈带丸。

表通则里达，则赤芍、佩兰、车前子。

上通则下达，则紫菀、牛膝、杏仁、车前子。

宣通以化石，则生鸡金、郁金。

宣中以开郁，则杏仁、枳壳、郁金。

息风以定掣，则白蒺藜、钩勾、僵蚕。

杀虫以健运，则使君子、炙鸡金、榧子肉。

润滑以下垢，则蜂蜜、瓜蒌仁泥、风化硝、火麻仁泥。

疏风以导滞，则枳壳、苏梗、玄明粉、槟榔、木香、全瓜蒌。

苦泄以荡垢，则大黄、玄明粉、龙胆草。

泄热以止汗，则连翘心、浮小麦、白灯心、淮小麦。

上述者，为运用施治之大概，只能授人以规矩，不能使人巧也。推想一切事物之肇始所要者，在于通之道而已矣。病则不通，迨至积年累月延长日久，遭遇环境之变幻、人事之波动，遂至发生小变而大变，愈变而愈繁。于是造成错综不一之状态、千头万绪之症情，吾侪临诊，必须明辨其通塞之由来、病变之本根、阻碍之处所，而致力于通，良以人体以通为补、以通而健，得通其情、通其理，则气化周流，百骸健，厥疾瘳。故于治者，必须具有雄伟笼罩之魄力和方法以鉴别之。医者难为也，所负之治求有涯，而病焉无涯，博而学之尚虞不及，简而求之更形绌迫。尝闻父老相传成语"一法通则万法通"，有至理也，故吾对于通之治旨未敢稍忽焉。

4. 外用法之求通

外用法之求通，分别列于下以备考。

（1）凡痧疹隐缩者，用芫荽子、樱桃核、西河柳、干浮萍、棉纱线，煎法熁肌表，以透达至面鼻环唇、手足心、臀部为满足。

（2）凡寒热病胸次闷塞者，用牛蒡、猪牙皂、干菖蒲、苏叶煎汤熁胸次，可以透疹痦。

（3）羊毛痧之闷燥者，用热高粱酒拌面如团子，在胸次反复滚转，可拔出羊毛。

（4）肚腹气痛者，用醋炒香附，或炒麸皮，或炒热盐，熨肚腹可止痛、行气、消积也。

（5）腰脊风湿痛者，用苏叶、防风、蚕沙、羌活煎汤，热布绞熁，泄风以求通也。

（6）损伤骨痛者，王不留行、落得打、乳香、没药、苏木、木瓜，煎汤热熁或研末热酒调敷，行血止痛也。

（7）妇女行经腹痛者，用香附、苏木、桃仁泥，酒炒热布包熨之，解痛行经。

（8）小儿积聚腹痛者，用皮硝一包，扎覆肚脐上，可通导积滞。

（9）强颈风痰者，用僵蚕、桑叶、苏叶煎熘之，便可消肿化痰块。

（10）风寒头痛者，可用桑叶二两、川芎茶调散三钱，同包煎熘，便可发表，汗出即解也。

（11）口眼歪斜者，用葱白少许捣和，置清凉膏中心处贴之，即可牵正。或贴于咽喉旁人迎穴，吊泡，可泄毒而消喉肿。

（12）黄疸病，用老虎脚迹草打烂，敷脉门，可去黄疸湿毒。

（13）小儿急惊风，用栀子、桃仁、龙面①、高粱、鸡蛋白调和敷两足心，可泄热去惊。

（14）大生地、咸附子同打烂如泥，扎敷两足心，可以引火下行以利小便、以平虚阳上浮，或用阳和膏贴脚心，亦有同效。

（15）夹阴伤寒者，入房受寒，昏迷，恶寒，倦卧，唇

---

① 龙面：面粉。

青肢冷，舌卷囊缩，壮热不退，可用生葱连须一大把，生姜十片，和酒炒热，熨肚腹，可逐寒解表而退热。

（16）刺少商穴出血，可定小儿急惊风，泄肺气，以开郁热，而调畅营络。

（17）无端发厥，针刺十宣穴，立能苏醒。

（18）疔疮目赤者，用针挑背上红筋，可以解毒去病。但忌猪肉海腥，以防毒加。

（19）腿足肌肤红肿热痛，病属流火，当点刺以泄热消肿。

（20）腹部鸣响不已，小溲所下极少，试宜分利，以通水道。

（21）得食过急，频噎不已，胸次作闷，得嗳即止。

（22）脘次作闷，大腹气胀，得嗳得矢气乃快，当求上通下达，以利气化。

（23）急止伤风头痛鼻塞，频频以卧龙丹嗅鼻取嚏，则风邪有出路，可使邪解痛止。

四、

通案举例

【例一】

徐某，男，32 岁，泰兴路 106 弄 5 号。1963 年 3 月 13 日诊。

头痛，恶风，口淡，不饥，寐不沉着，便少溲黄。风寒积甚，痰滞互结，先宜汗解以求通其表，所谓表通则里达。

清水豆卷三钱，防风钱半；苏叶二钱，白蒺藜四钱；白杏仁四钱，枳壳钱半；陈皮钱半，苡仁四钱；莱菔子四钱，保和丸（包）四钱；泽泻三钱，桑枝一两；朱灯心五分。

按：风寒外束则头痛恶风，痰湿内阻则口淡不饥。气血疏通之机失其常也，法当求通，重解其外以疏其内，表里和则气血调畅。方中之白杏仁、枳壳畅肺气以助透达疏运之功，泽泻利水，桑枝和络，皆求其通也，邪祛则气血流畅，其痰自解，此为通法应用之一也。

【例二】

王铜匠，男，45 岁，绍兴人，壬子夏诊。

癃闭服药多剂不效，引起腰酸、腹胀、筋绽、气闷，历经七日，势甚危殆，急予卧龙丹嗅之，得嚏与痰，而溲下如注。

按：吾常与取嚏之法以解壅塞之患，得吐法求通之应用也。古人有云："引涎流涎，嚏气退泪，凡上行者皆吐法。"取嚏所以得通，得气机之调畅也，为通法应用之二也。

【例三】

李某，男，63 岁，浙江南路 131 弄 8 号。1963 年 4 月 8 日诊。

大便旬日不通，遂致痰食涌塞，升降违常，乃致胸闷腹胀，小便赤少，玩忽成病，万不可稍事大意。

瓜蒌仁泥一两，火麻仁泥一两；枳壳钱半，姜竹茹三钱；青皮钱半，广木香二钱；莱菔子（炒）四钱，保和丸（包）四钱；芦根（去节）一两，枇杷叶（去毛，包）四钱；通草一钱，黑山栀三钱。

按：能食能便乃通降之常也，人得以寿。李老大便竟旬日不行，传导之职失司，不通则病矣。胸闷腹胀，皆其见端也。既已玩忽成疾，岂可再事迁缓，急求其通，以解其厄。取瓜蒌仁泥、火麻仁泥润下以求通而无伤乎正，余则为宽膈导滞，调气助运，泄热以助其润下，无硝、黄荡涤之弊而得润下求通之功，为通法应用之三也。

【例四】

杨某，男，46 岁，罗店。1964 年 3 月 16 日诊。

背痛连腰，得食则围腰作胀，便通溲利，病经 20 年之久，气血违和，络脉失养，法当予以养血和络。

全当归（酒炒）三钱，赤芍（酒炒）三钱；枳壳钱半，陈佛手一钱；杜仲钱半，川断三钱；保和丸（包）四钱，炒谷芽三钱；金毛脊四钱，桑枝一两；青皮（醋炒）钱半，丝瓜络（酒炒）三钱；桑寄生五钱。

按：《经》云"不通则痛"。其腰背痛者，为气血凝滞，乃致络脉失养也。得食作胀者，为肝气失于调达之证。法当和其气血而通其络脉也。当归、赤芍、金毛脊养血和络，枳壳、青皮、陈佛手疏肝理气以宣郁滞之机，桑枝、丝瓜络行气和络，保和丸、炒谷芽助运化以求通。温而和之，气血调则络脉得养而不痛矣，为通法应用之四也。

【例五】

金某，男，27 岁，江宁路 36 弄 34 号。1963 年 4 月 1 日诊。

纳呆便溏，神倦乏力，脾阳不振，中运无权。法当温脾阳而助运化。

理中丸（包）四钱，肉桂粉（吞）五分；煨葛根二钱，煨木香一钱；赤白芍各钱半，焦山药五钱；六曲四钱，姜半夏三钱；川断二钱，金毛脊四钱；新会皮钱半，炒谷芽五钱。

按：纳呆、运迟、便溏、色淡，加以神倦乏力，皆脾阳不振之象也，当壮命门之火以振脾土之阳，中运健则能纳、能化，而阳气得以四布，从温化而得通也。肉桂粉、理中丸壮命火而调阴阳，煨葛根、煨木香升清阳、疏郁滞，山药、赤白芍扶土抑木，焦六曲、姜半夏燥湿理脾，新会皮、炒谷芽理气助运，川断、金毛脊培补体力，但得脾阳振则万物生化有权，是温化以求通也，为通法应用之五也。

【例六】

唐某，女，40岁，南京西路1157号。1963年3月27日诊。

舌黄口黏，咳嗽胸闷，痰吐白韧，便通溲利，积热蒸痰，法当清而化之、润而通之。

瓜蒌皮四钱，白杏仁四钱；枯芩一钱，竹茹三钱；生蛤壳一两，白石英（煅）四钱；冬瓜子五钱，生草七分；雪梨皮一只，芦根（去节）一两。

按：肺胃郁热，痰浊内蒸，胶固膈上，阻遏气机，乃致咳嗽痰韧、胸闷，皆责之痰热之为患也。法当清其热、化其痰，以求其自然之通。瓜蒌皮、白杏仁润肺豁痰，枯芩、竹茹、冬瓜子、生草清热化痰，生蛤壳、白石英平气润燥，雪梨皮、芦根清胃热、润肝燥，但得热清痰化，在清润之中求其通，而清肃之令得行，何痰之不已耶? 为通法应用之六也。

【例七】

张某，男,63 岁，山西北路 30 号。1963 年 8 月 14 日诊。

舌滑腻，颈虚肿，咳嗽气急，痰吐黏韧而气秽，病延6 个月。经检查为喉癌病，当清肺平肝、化痰消肿。

马勃一钱，土贝二钱，赤芍三钱；旋覆花（包）一钱，代赭石（煅）四钱，生蛤壳一两；炙橘白钱半，生苡仁四钱；海浮石四钱，丝瓜络三钱；昆布钱半，海藻钱半；芋芀丸五钱；石决明六钱。

按: 肿瘤之疾，有类于癥瘕积聚之属，为气血凝滞，痰浊涌聚，客于络脉，壅结而成，乃致气道失宣而咳嗽气急，痰浊蕴蒸而痰韧气秽。视此重症，若攻之，易投鼠而忌器，只可消而散之、调而和之，以复其自然之通。马勃、土贝、赤芍消肿行瘀，旋覆花、代赭石、生蛤壳平气降痰，炙橘白、生苡仁化痰浊，海浮石、丝瓜络消痰和络，昆布、海藻软坚消肿，芋芀丸消结瘕，石决明平肝。其消肿平气、化痰和络皆求通也，良以气血流畅则结痰自化矣，为通法应用之七也。

【例八】

王某，女，56岁，延安中路545弄103号。1963年3月13日。

脉弦细，劳则遍体肢节酸楚，心跳，虚乏之体营阴当然不足，筋脉失其濡养，当养血益阴以滋泽之。

制首乌五钱，肥玉竹五钱；阿胶珠三钱，当归三钱；白芍三钱，料豆衣四钱；炒枣仁三钱，磁朱丸（包）四钱；川断三钱，金毛脊四钱；桑枝一两，丝瓜络三钱。

按：阴虚血少，筋脉自然失养，故劳乏则肢节酸楚，不足之证当培养之。首乌、玉竹益阴补气，阿胶、当归养血活血，白芍、料豆衣益阴敛阴，炒枣仁、磁朱丸养心宁神，川断、金毛脊培补肝肾，桑枝、丝瓜络调气血以和络，良以益阴养血亦为求通之谋，所谓源足则流长矣，是补亦通也，为通法应用之八也。

总核上述之经验，不外乎表不达则里不通，气不畅则血不行，热不清则痰不化，食不运则精微不生，悉心求通之明证也。

五、
结语

客有来访者曰:"妙哉先生之治术也! 精而细, 博而通, 请详告之。"乃曰:"吾自幼负病, 历二十有四年, 其状脘宇满闷, 腹部膨胀, 神疲纳少, 肢软乏力, 良以疾厄经久, 攻克过甚, 适值盛夏六阳升泄、脏气空虚之时, 投生脉复元之剂, 竟得服未数剂, 顿觉胸宽腹和, 神清气爽, 此乃少火得舒、壮火渐消而气道通也。又忆及在五年前, 一日以讲学过多, 猝然肝阳上冒, 痰涌晕跌, 行既不便, 坐亦不安, 百计疗治未却沉疴, 乃用龙胆泻肝丸、礞石滚痰丸, 取小剂量逐日吞服, 方得气通而痰利, 火降而神宁, 唯两足至今尚少力耳。又及1962年7月17日起, 一病34天, 病为痰湿, 中土受困, 舌滑白黏, 神疲纳呆, 脉右大于左, 由渐转变为左脉弦大, 腹部膨胀, 便行溏泄而夹黏质, 小溲极少, 初时用苏、藿、佩、蔻、杏、苡、曲、楂、半、鸡、苏、泽泻, 继进芎、术、香附、茅术、厚朴七八剂, 病去正乏, 沓不思纳, 语言气短, 肢体疲软, 粪稀夹黏, 溲赤点滴, 证属脾肾交病, 乃至上下传输无权。予以於术三钱, 肉桂丸五分;用干荷蒂五只, 车前子五钱, 焦谷芽五钱煎汤调服之。本方於术为君，大力扶土，干荷蒂解暑升胃阳，焦谷芽醒胃助脾运，车前子取其利尿通水道，而主力尽在于肉桂，在上则温化脾运，在下则暖肾利水，一味之精，以握上下相摄之枢纽也。慨我以八旬之寿，合计30年来尽在疾病中度过，因此而知，医者不可不学，学之不可不通，惟其得通，乃可免畸轻畸重、偏寒偏热之弊，以适应于万病，而万病之治又不离于通。"

记忆《明堂图》云："天地人身无时不相流通，一气不合不能生化。"合者，合流也，通也，则弥于六合。姑再引先哲之言以佐证之：炁（同气）之升降，天地之更相为用也。天炁下降，气流于地，地气上升，炁腾于天。故高下相召，升降相因，出入废则神机化灭，升降息则气立孤危。出入谓喘息也，升降谓化气也。夫毛羽倮鳞介及龙走蚑行，皆生气根于身中，以为动静之主，故曰"神机"。然金玉土石，铤延草木，皆生气根于外，假气以成立主持，故曰"气立"。故非出入则无以生长至壮老，非升降则无以生长化收藏。是以升降出入无器不有，包藏生气，皆谓生化之气触物。然夫窍横者，皆有出入去来之气；窍竖者，皆有阴阳升降之气往复其中。何以明之？则壁窗户间，两面目之，皆承来气冲击于人，是出入气也。夫阳升则井寒，阴升则水暖。以物投井，及叶坠空中翩翩不疾，皆升气所得也；虚管溉满，捻上悬之，水固不泄，为无升气而不能降也；空瓶小口，顿溉不入，为气不出而不能入，无入则不出。有识无识，有情无情，去出入升降而云存者，未之有也。故曰"升降出入，无器不有"。然而其升降出入，无不责于通，无不求于通，故以求通之至理无物不然。至于吾之薄技得售处尽在于通，通之得力处尽在于诚，心诚求之，足格万物。格者，通也。

客闻之，一再颔首，曰："吾知之矣。"吾子以善通而得通之精要，故能洞似明镜，静若止水，不须着力，运乎其机，妙哉先生之治术也! 精而细，博而通。余颔其言曰："吾一生治病主通之机要：一曰应机，在于祛邪以求通，调和营卫，流通气血；二曰宣化，在于疏调以求通，协调升降，沟通三焦；三曰调摄，在于调理以求通，培补益肾，疏补交融。此三法可汇通于一方，又可按情轻重而分次用之，聊更足以周密吾治病救人之计耳。"当益勉之，相与欢笑而别。

1963 年 1 月 3 日完稿

　　　　　　　　　　　　　万病惟求一通

后 跋

难矣哉! 医也, 可为而不可为。非具有仁爱之心、坚韧之志、积练之学, 不足以察穷变而通神化、执千百万之方药应千百万之病机。故应事其常, 而尤贵通其变。原吾家以医术为累代子孙脉脉相传之学。吾早年多病, 几经二十余载, 乃得藉养病之时, 专事浏览古今方书, 以涤烦襟而养心神。方知医活人之术也, 生死攸关, 安危相依。念之病人病之苦, 悟万病求通之旨。数十年中得以健身却病者, 悉由 "通" 字获效。在学术上, 为推己及人之计, 不惜劳精疲力、反复修削, 尽吾积年之所知, 出吾积年之所得, 窃愿就正于有道, 而有利于拯救也。人每疑吾之主通, 不疑吾主通之广。噫! 吾老矣。口绌于言, 言弱于气, 乃笑而指《甲乙经》某篇以示之, 知先圣先贤言之其详, 吾仅阐发其旨耳。《脉度》篇曰: "五脏不和则七窍不通, 六腑不和则留为痈。故邪在腑则阳脉不和, 阳脉不和则气留之, 气留之则阳气盛矣。阳气太盛则阴不利, 阴脉不利则血留之, 血留之则阴气盛矣。" 又《阴阳离合论》: "阴阳者, 数之可十, 推之可百, 数之可千, 推之可万, 万之大, 不可胜数, 然其要一也。" 然则吾主通之旨, 与上两节经文理实一致也，通之法尚矣。若证之吾往岁在病中息心静气时，每于静默中感觉得全身自然轻捷，进入清醒自然真理明达之境，亦即是气血由畅通而达融和也。总之，吾好师古而不泥于古，惟尚活泼，全在于灵犀一点相通。禧录将毕，出此数言，以申吾旨，就正高明，是为跋。

1963 年 10 月 1 日补白

诸病种之研究

一、
冲心痛之研究

（一）定名

人生以静为性之体，感于物而动为性之用。性之于文从生从心，性之生变出于心也。人处于气交之中，守清静，事淡泊，其性也，则由静而动。其变动者，随其轻重而转移。且心为神明之所，十二官之主宰，气血之统属，生命系焉。故心之安危、性之动静，与生命之关系至重且要。养之太和，则陶然自乐，方可消释其病，而臻于康乐之境也。

心绞痛，为冠状动脉之粥样硬化，吾经诊多矣。幸中西医之团结，才得学习而阐明其致病之因与变化之机。在西医，以刀圭手术之准确，信而有征；在中医，以阴阳辨证之奥妙，精而有验。两相比较，各有专精。一时难得中西医两相铸合之名称，乃考之文献，证之临诊，几经探索，始有端倪。姑先就其情状，而假定其名为"冲心痛"。证之《内经》言："诸心之痛，皆厥气上冲也。"是心之痛，每由各脏厥逆之气冲击所致，故有厥心痛、脾心痛等记述。并考于"手少阴之脉起于心中，出属心系……其直者，从心系却上肺，横出腋下，下循臑内后廉，行太阴心主之后，下肘内，循臂内后廉，行小指之内出其端"，再观夫临床本病之状貌，患者每发心痛，即见胸闷及左膺连手臂牵引作痛，络病相合确实可征，果能循此径而治之，其效当可操券也。

（二）冲心痛之病因

冲心痛者，乃由各脏之厥气冲逆而及于心之本经。致病之因，未可执一，有体质之不同，有感受之分歧。其肥胖者，为痰湿之躯，易于壅塞；其瘦弱者，多气火之质，易于滞凝。更有心脑交瘁，力不能胜；心营既亏，肝火尤旺；寤寐不酣，纳食不思。再经寒暖之失调，情志之失和，积久而致病。凡此皆酿成厥气冲逆之因素也。

（三）冲心痛之病机

冲心痛，即为冠状动脉之硬化。此动脉具有营养心脏之作用，其间之通与塞，在瞬息时有生死存亡之出入。该动脉之流通，虽有类于心包之作用，但又未可遽作心包论。冲心痛即有类乎西医所谓冠状动脉之硬化，而致心脏血液供应不足，猝然绞痛。在中医，古人未有如是之说明。经吾研究而体会之，尽在气之与火。其气者，为厥逆之气；

其火者，为冲逆之火。尽是他经之火冲动本经之火，他经之气冲动本经之气，才发生或强或弱之波动。强则被冲之处血气几乎壅塞，弱则被冲之处气血近乎凝滞。凡此种情况，皆足使该动脉之流通发生阻碍而为病焉。

心居胸中，为清阳之所，贵乎流通旷畅，若为痰浊所阻，则气机涌塞。有蒙蔽其清明者，有壅遏其道路者，非上下之气不相承接，即厥逆之气冲逆壅塞；扰及心宫，便易猝然绞痛，是即手少阴厥气冲痛之貌也。厥气之冲逆，发无定所。属于肾者，为阴火上冲；属于脾者，为寒滞中焦；属于肝者，为木火之郁，在于血分；属于肺者，上焦不宣，病在气分。由是观之，症情之复杂，病因之不一，非视而审辨之，将何以获效？

且夫心为神明之主，至轻至灵，搏动自然，则气血流贯而周转，至于外衣包络，为心主之宫城，而具防护之作用。若或包络瘀塞，则有碍营血之流通。凡此皆系于气火冲逆之强弱，而转变其血液之通塞。治者必分别其为血郁、为热迫，一为有形之病，一为无形之疾。血郁者，其时血液必稠浓而厚，易于猝然阻塞而不通，其性必阴亏火旺，嗜肥躁烦，疲劳善怒。至于热迫者，好似火焰熏灼，轻则神昏迷糊，重则若疯若狂，多半为阴虚热重。若或外邪化火而上灼，则近于心包。前者宜清心火通络、活血行瘀，后者宜泄热降火、化痰宁神。

血之动力系于心，气之根源在于肺。脉搏之波动，即取决于气血之周流。所谓气如橐钥，血如波涛，同此理也。其病在于通塞之间，其变在乎瞬息之时。惟一要法，在于求通而已。

（四）冲心痛之症状

冲心痛之形症，以心痛为主症。其痛也，为猝然而作，刹时而定，起自虚里之穴。牵引左胸膺，波及左肩臂，至而宛延于左手小指之侧，均有抽掣引痛，或有触电之感觉，或有辛辣之刺痛。常有言语倦怠，行动乏力，心悸慌张。间见有头晕目花，咳嗽痰多，气急汗出，面浮肢肿，便艰溲少，筋脉牵强，指节麻木，口腻而干，苔黄而黏，甚有脉见间歇，瘦弱者多软弦，丰腴者多弦劲。其病也，多见于丰腴之躯，以其痰湿重，而气分弱。再之，气火旺常易烁液炼痰，阻窒气机而为患也。

（五）冲心痛之治法

冲心痛，其症状虽见于心，其病气实来自各脏。系于

万病惟求一通

气血之流通，以成其相引为用。内而五脏六腑，外而皮肉筋脉，无不仰赖于气血之周流而蒙其滋泽也。其要尽在于求通。

病自他脏者，尽由于情志之感触而致使厥气之冲动，但其治法当分论之。在于气者则顺之，在于血者则行之，郁者达之，阻者通之。甚于火而阴虚者则滋降之，而阳亢者则清降之；因于寒而阳虚者则温养之，若或邪客者则辛散之。总在乎审察周详，方可应机而获效。

至于药治重于心肺，贵乎轻灵，取其轻清上浮之意。若或重用滋腻阴凝，则虑其心气受迫，阻其出路。若或偏于香开，又虑其正虚邪陷，折而传里。若或重剂攻下，则更失其主治之地矣。且必须明了一切脏气均有赖于气血之周流以濡养，但求其通，即万病皆除，而况在精要之心脏及包络之地乎，不容有丝毫之妨碍于通。今在研究心绞痛之时，特定立以心为主，以肝、肺、脾、肾为辅之法，每应用之，均得缓减，爰录出之。

（六）应用之方药

1. 主症之方

（1）致中汤：为治冲心痛之主方。凡少阴心经受各脏之厥气冲逆而发绞痛，或胸次压紧，或胸闷不适，或好叹息等症状，可结合四脏之辅方，相机应用，取其调和气血也。本宣络行血、清热化痰之旨而安定心脏，故名致中汤。

组成：丝瓜络（红花三分泡汤同炒）三钱，连翘心（延胡索钱半泡汤同炒）三钱，白灯心（西血珀末五分同拌）五分，远志肉钱半。

方解：丝瓜络凉血通络，行筋脉，化痰涩；红花行血祛瘀，合用能调血和络。连翘心直达包络，通窍清心，专主血凝气滞；延胡索行血中之气、气中之血，合用行气行血；白灯心清包络之痰热，心孔之邪热；琥珀宣窍镇心，合用清热化瘀；远志肉开心窍，通痰气。

（2）宣和汤：具有宣肺利气之妙，而无烁阴攻克之弊。绞痛之时，非气火之逼迫，即瘀凝之阻遏，皆在于气。或因阴虚热重，热重痰积，或因湿热阻气，气阻痰涌，使气厥而热逼，冲击而绞痛。当宗郁者发之、塞者通之之意。乃定宣和汤，以宣痰气而利气机。

组成：生紫菀、枳壳、干菖蒲、白杏仁、郁金。

方解：紫菀利肺和营，散结行瘀；杏仁宽肺降气，开膈化痰；枳壳宽胸利膈，行痰利气；郁金宣瘀化痰，幽香开通；干菖蒲辛润流利，善涤络痰。

（3）清宫汤：以清心降火为主旨。火喜上炎，每易上乘而冲逆；气好上涌，更易积痰而蒸热。治宜降火利气、清宫宁神，因定名为清宫汤。

组成：上川连、竹沥夏、瓜蒌皮；枳壳、郁金、竹茹；石决明、杭甘菊、煨天麻；连翘心、竹卷心、黛灯心。

方解：上川连泻心平肝，消瘀开郁；半夏开郁化痰以下气，用竹沥制之，使性不燥；瓜蒌皮泻火豁痰，涤热化浊；枳壳宽胸利膈，和中行痰利气；郁金宣瘀解郁，行气化痰；竹茹涤烦凉血，清肝除热；石决明镇肝清热，止晕降火；杭菊治心火，平肝阳；天麻通血脉，治眩晕，疏痰气；连翘心清血热，去心火；竹卷心泄心热；黛灯心降火清心。

2. 辅佐之方

（1）肝症之方：原肝性刚烈，喜升而难降，每易令人上重而下轻。上逆则头晕目花，多梦躁怒；下注则肋痛气胀，腹坠溺赤。则宜滋泽、泄浊分别以治之。

①滋肝潜阳汤：大生地、制首乌、黑玄参；煅牡蛎、炙鳖甲、石决明；左金丸、丹皮、连翘；杭菊、白芍。

②泄热调气饮：连翘心、黑山栀；青皮（醋炒）、瓦楞

粉（煅）；枸橘、川楝子；通草、茅根；黛灯心。

（2）脾症之方：原脾主健运，以生化为主。往往便行溏结不定，或得食腹胀、好嗳气、好叹息。积滞则溺白，积热则溲混。宜健运、调气分别以治之。

①宣泄汤：炙紫菀、白杏仁；枳壳、宋半夏；陈皮、苡仁；六曲、炙鸡金；春砂仁。

②开郁汤：白蔻仁、枳壳；青皮、广木香；六曲、保和丸（包）；泽泻、炒谷芽。

（3）肺症之方：肺主气，喜清肃，尤宜宣通气化。若或痰浊凝结，则胸闷咽哽；迨至气化不利，则冲逆频咳。治以宣气豁痰主之。

①宣气汤：生紫菀、牛蒡；白杏仁、远志肉；枳壳、桔梗；通草、枇杷叶。

②清化汤：瓜蒌皮、白杏仁；冬桑叶、黑玄参；生蛤壳、冬瓜子；枯芩、竹茹；枇杷叶。

（4）肾症之方：原肾主水，以潜藏为养。若水不济火，形于上，则口干咽燥、头晕耳响；形于下，则脚浮肢痛、腰脊酸软、小溲热少，甚至夜尿多或不禁。宜以潜阳、固肾分别主之。

①潜益汤：都气丸、龟腹甲、黑玄参；石决明（煅）、

灵磁石、煅牡蛎；桑麻丸、杭菊、钩勾；远志肉、川石斛、竹沥夏。

②固肾煎：杜仲、金毛脊；川断、桑寄生；补骨脂、菟丝子；沙苑子、车前子。

3. 随证情而进退加减适应病机法

（1）冲心痛闷极者，可酌服苏合香丸四分之一或二分之一。功能芳香宣窍，气通则痛止。

（2）心慌、手足无所措者，可酌服猪心血拌炒紫丹参。功能破宿血，疗狂闷，调气血，善能活血通心包络。以猪心血为向导，足以凉血活血。

（3）心荡不宁、心悸不眠者，可酌服磁朱丸。功能重镇阳气，治恐怯怔忡，善于摄纳浮阳。佐朱砂又为水火交济之法。

（4）心腹绞痛者，宜酌服失笑散，每服二至三钱。功能行气活血。

（5）心脾痛极者，可酌服拈痛散。方为延胡索、五灵脂、草果、没药等分，酒调服二三钱。功能温化死血。

（6）胸痛不已者，可酌服姜附散。方为良姜（酒炒）、香附（酒炒）等分。功能温气定痛。

（7）胃脘当心而痛者，可酌服荔香散。方为荔枝核（炒焦）一钱，木香七分，共研为细末，开水或黄酒调服。功能流畅气化。

（8）当心气痛者，可酌服四香散。方为小茴香四分，木香五分，沉香五分，香附四分。共研为细末，开水调服。功能温通气机。

（9）中脘部痛状如气闷者，可酌服通郁丸。酒炒香附三两，乌药二两，共研为细末，煮煎饼面糊为丸，如梧桐子大。功能调和气化。

（10）心热灼痛者，可服泻肝缓痛汤。黑栀钱半，炙甘草五分，白芍五钱，广木香一钱，石菖蒲五分，水煎徐徐服之。痛甚者，合二剂之量煎服之。功能泄热定痛。验其舌滑者为寒，舌干者为热。此乃为泻肝火而正是平心火之旨也。

（七）治案举例

【例一】

吴某，男，49岁，江宁路449号。

初诊：1960年7月31日。3个月以来，心痛频作，发作延及左臂，甚而汗淋脊背，心跳胸闷，头晕目花，便艰溲少，脉弦。痰浊蒙蔽，气火冲逆，法当化痰浊、清气火。

瓜蒌皮四钱，白杏仁四钱；连翘心三钱，竹沥夏三钱；枳壳钱半，竹茹三钱；石决明（煅）一两，杭甘菊二钱；黛灯心五分，鲜荷梗一尺。

据述药后一昼夜，心痛未发。仅于 1 号晚 11 时许稍有痛感，较前轻，并无汗流脊背等现象。

二诊：1960 年 8 月 2 日。心痛稍定，触感易发，头晕目眩，心跳胸闷，便通溲少，脉弦，病经三月有余，体弱病杂，气火易于冲逆，咯痰每形不利，法当清热豁痰。

瓜蒌皮四钱，白杏仁四钱；连翘心三钱，竹沥夏三钱；枳壳钱半，竹茹三钱；石决明（煅）一两，杭甘菊二钱；通草一钱，鲜荷梗一尺；丝瓜络（乳、没各钱半同拌）三钱。

三诊：1960 年 8 月 7 日。迭进宣肺化痰、平肝降火之剂，左臂痛随冲心痛止而释然，惟胸次尚嫌不畅，背络仍形牵强。就症状而论病情，当专力泄热豁痰以清心、平肝宣肺以和络。

瓜蒌实（打，姜汁炒）五钱，薤白头（去苗酒浸）钱半，竹沥夏三钱；白杏仁四钱，枳壳钱半，郁金一钱；石决明一两，杭白菊二钱，煨天麻八分；黑栀三钱，淡芩钱半，通草一钱；鲜竹沥（冲）一两，丝瓜络三钱。

按：吴某之患冲心痛，乃因于肝肺之厥气冲逆而致肺气窒，则痰浊壅滞、阻遏胸中之清阳；肝火旺则津液受蒸，顿见气血瘀塞包络。头晕目花，为孤阳之升逆；便艰溲少，为浮火之烁炼。谋肺气之宣降，图肝火之疏泄，非豁痰理气、泄热降火无以平冲逆而解冲心痛也。

【例二】

冯某，男，47岁。

初诊：1960年9月22日。咽膺闷胀，气逼也；热辣引痛，火炎也。连及臂络，散及左腕，甚至中宫作胀作噎。是时也，横肆之气火有不可遏止之势，成闭塞不通之局。当泄热以豁痰，宣气以宽胀，助运以健疏化，畸轻畸重皆非计也。

连翘心三钱，瓜蒌皮四钱，盐半夏三钱；白蔻仁（杵，后下）八分，白杏仁四钱，枳壳钱半；乌药钱半，炙鸡金三钱，青皮钱半；莱菔子四钱，焦谷芽五钱。

连服20余剂而解，继以复有波动，又来就诊。

二诊：1960年11月30日。胸膺背络板滞作痛，痰多胸闷、心跳，依然是痰浊阻痹、气火冲逆之象，当再宣之、清之、化之。

白杏仁四钱，枳壳钱半；枯芩二钱，丝瓜络（红花三分泡汤同炒）三钱；炒枣仁三钱，远志肉钱半；白芍四钱，甘草一钱；白灯心五分，磁朱丸（包）四钱。

三诊：1960 年 12 月 3 日。前方连进 3 剂，得吐痰浊甚多，项背肩臂如脱枷锁，顿觉胸背松动，全身活络，欢乐情状，顿形于色。自谓自负病以来，从未得过如此好现象。唯痰多，气化犹未宣畅，火势尚易冲逆，当宗通塞并进之旨以治之。

瓜蒌皮四钱，白杏仁四钱；丝瓜络（红花三分泡汤同炒）三钱，橘络二钱；枳壳钱半，乌药钱半；远志肉钱半，盐半夏三钱；白芍四钱，炙甘草一钱；金毛脊四钱，炙鸡金四钱；桑枝一两，炒谷芽五钱。

四诊：1960 年 12 月 12 日。药后益见轻和舒适，唯背冷心荡。血液不足之体，气火易于冲逆，宜再予以疏气、泄热、养血、和络。

全当归三钱，赤芍三钱，金毛脊四钱；生紫菀钱半，白杏仁四钱，枳壳钱半；远志肉钱半，磁朱丸（包）四钱；竹沥夏三钱，煨天麻八分；桑枝（酒炒）一两，丝瓜络（酒炒）三钱。

按：冯某之冲心痛，乃肝气之厥逆、木火之窜扰。气不敛则窜扰，火不潜则冲逆。其治旨重在合宣和、清宫二汤以利气清心，再辅以清肝肃气之旨。初诊用杏仁、枳壳、青皮之属；二、三诊加白芍、甘草以缓肝行气，化痰通络；四诊以当归、赤芍、金毛脊调和全身之血络，并柔肝以养心。主力既增，辅翼自治，二火潜藏，厥气得平，必然之势也。

【例三】

金某，男，44岁，万竹街19号。

初诊：1960年11月16日。冲心痛，常觉胸闷心悸，口干淡，大便三日一行，溲利，两手伸直，觉似触电，足心自觉往里收掣。肝失濡养，气火升逆，络脉违和，肢体不适。法当益阴养肝，平气泄热。

大生地四钱，制首乌四钱；鲜金斛（打，先煎）四钱，鲜芦根（去节）一两；瓜蒌皮四钱，白杏仁四钱；枳壳钱半，竹沥夏三钱；郁金一钱，半丝瓜络三钱；青皮钱半，煅瓦楞粉（包）一两。

二诊：1960年11月24日。冲心痛，口作干黏，便艰溲利，两手不能过于伸直。皆木失濡润之象，当再益阴柔肝为法。

石决明（煅）一两，灵磁石（生，先煎）四钱；鲜金斛（打，先煎）四钱，芦根（去节）一两；瓜蒌皮四钱，白杏仁四钱；远志肉钱半，竹沥夏三钱；煅瓦楞粉（包）五钱，青皮（醋炒）钱半。

另：甘草粉二钱，分 5 次调服。

三诊：1960 年 12 月 2 日。药后诸恙见减，再宗前旨以育潜之。

前方加丝瓜络（红花三分泡汤同炒）三钱。

四诊：1960 年 12 月 19 日。药后安和，左手指已能伸直，胸膺亦觉畅适。当再宗前旨立方。

鲜金斛（打，先煎）四钱，鲜芦根（去节）一两；石决明（煅）一两，磁朱丸（包）四钱；白杏仁四钱，远志肉钱半；瓜蒌皮四钱，竹沥夏三钱；青皮（醋炒）钱半，煅瓦楞粉（包）一两；白茅根（去心）一两。

按：金某之冲心痛，主为阴虚肝亢，复又通降失常，郁火内逼，烁液炼痰，痰壅气滞，火迫液耗，肝经之厥气引动心经之郁火，交并而发为冲心痛。阴亏津少则络脉失养，痰浊涌塞，则气血不利，遂见手指抽掣、足心收紧。乃宗"竭者泽而润之，逆者降而定之"之旨，合参滋泽、泄浊二法，出入而为治。生地、首乌益阴而生津，金斛、芦根养阴而清热，蒌皮、杏仁化痰而润肺，竹沥、远志豁痰而开心，石决明、磁朱丸平肝镇心，青皮、煅瓦楞粉疏肝理气，丝瓜络、红花活血通络，白茅根泄热清心，另用甘草粉润肠以求通降。药后厥痛得定，心悸减轻，精神日佳，体力渐健。

【例四】

孔某，女，49岁，新闸路沁园邨40号。

初诊：1961年3月2日。左膺作痛，连及左臂外侧，自持橡皮袋焐之，背佝偻，腰俯屈，呼吸气短而痛，言语甚属低微。上部因痛而气升汗多，下部亦因此足冷软乏。头晕，口干淡，咳嗽胸闷，痰吐浓厚，大便二三日一行，小溲尚利，脉弦而滑。肝火挟痰而壅塞，气分因失通而窜扰，非豁痰求通，难矣言德，姑宗上通下导之旨以治之。

瓜蒌皮四钱，白杏仁四钱，枳壳钱半；连翘心三钱，远志肉钱半，竹沥夏三钱；黑栀三钱，火麻仁泥七钱；泽泻三钱，黛灯心五分；白蒺藜四钱，煨天麻八分；煅石决明一两，丝瓜络（红花三分泡汤同炒）三钱。

二诊：1961年3月7日。服前方得售其计，良以得通乃可缓减。痰吐较利，大便畅行，左膺之绞痛尚时见发作，胸闷，脉仍弦滑。乘此时期，进吾致中汤，一鼓而定之。

瓜蒌皮五钱，白杏仁四钱，枳壳钱半；石决明（煅）一两，竹沥夏三钱，煨天麻八分；丝瓜络（红花三分泡汤同炒）三钱，连翘心（延胡索钱半泡汤同炒）三钱，白灯心（西血珀末四分同拌）五分；黑栀三钱，火麻仁泥七钱；远志肉钱半。

三诊：1961 年 3 月 17 日。药后左膺绞痛释然，获效之速以此为首，惟胸次气分尚未十分平复，便通溲利，脉弦滑。当再于前旨中轻重而出入之。

白蔻仁（杵，后下）八分，枳壳钱半；瓜蒌皮四钱，白杏仁四钱；丝瓜络（酒炒）三钱，赤芍（酒炒）三钱；白蒺藜四钱，桑枝一两；煅瓦楞粉（包）一两，竹茹（延胡索钱半泡汤同炒）三钱。

四诊：1961 年 3 月 23 日。口干、左膺痛连臂外侧均见舒适，便通溲利。心肝之火渐得下潜，气火升浮见平。当于药石之外，注意病加于小愈。

磁朱丸（包）四钱，远志肉钱半；白杏仁四钱，瓜蒌皮四钱；枳壳钱半，丝瓜络（延胡索钱半泡汤同炒）三钱；白蔻仁（杵，后下）八分；白蒺藜四钱，赤芍三钱；竹茹三钱，桑枝（酒炒）一两。

按：孔某素体丰腴，痰湿恒多，且性情急躁，肝火偏亢，资助心火，心肝之火不得潜藏，肝之厥气冲逆，客于心经，气涌血瘀，经气不行，厥而猝痛，平日大便艰涩，通降失常，而火无由得泄，故以本致中、宣和诸旨以治之，更辅以治肝之泄浊法，俟腑行得畅，痰火得以清泄，则厥气易于平复，冲心痛随而平定。

（八）结语

冲心痛（心绞痛）之疾患，吾自中西医团结后，临诊多矣。今独取四例者，盖示吾当日研究时由昧及明、由苦及乐而达于得效之阶梯也。得以明了此确乎变起仓卒之险症。集平日审察之情况、检别之状貌及与西医会诊时研讨所得，再证于吾国文献，既无此病理之记载，亦无对症之方法。一时欲力求解释其痛苦，绝非麻醉药品所能济事。为此当先求其生理之运用如何，审察其气血之转输如何、病体之偏胜如何、平日之习性如何，然后可以体会是气滞、是血壅、是气冲、是火炎、是痰痹、是食阻、是感触、是自发，方得用心审辨内而外、外而内之病痛，着力研究而谋对证之方法以缓减其痛，岂仅医意之言所能塞责耶? 有如吾当初在治本病之例一吴氏者，用乳、没、丝瓜络之属，取外科定痛通络之意。而吾嫌其性太香燥，又用青皮、乌药之属，取内科调和气化之理，而吾嫌其力太着迹，虽效而未能中病之的。更须认识心肺之药剂量要轻，取轻清上浮之理，及吾治疗例二冯姓者、例三金姓者，首用红花三分泡汤同炒丝瓜络，甚合病机，方得有效之坦途，而明精切之原理。乃选适当之药性，定药物之组织，精密审察，集要成方，定名为致中汤，遂以全方配合，果得应机之效。许多病家甚为称誉，有言如脱枷锁者，有言如解绑缚者，相言之下，感快交并。真所谓在表中求里、里中求表、实中求虚、虚中求实、内外相应、通塞相引之中得来。绝非任意杜撰之药剂，尽在平日考查药性之经验，领会前贤治心宫病证之精要，再结合西医生理之动态，逐日研究，逐日记录，乃得有此真切之理解、集益之成就。实是费煞苦心，纯为人民之健康计。吾老矣，无能为也，聊尽吾一分子之责耳。

1963 年 7 月定稿

二、

温热性哮喘表、攻、补三法之研究

原 序

吾生性最爱拯救疾病，因吾体会到一人有病，全家不安。所以，每遇到一个病证，必自上至下，精细审查病因及后果，以能不断地研究和经历，才能得到特殊的方法，来掌握治疗一切疾病的正确性。即如吾之表、攻、补治喘之法，均是经年积累的经验巩固而成就的。推原古代之治喘方法，当首推仲圣为万世师表。但后人用药，每习惯于奉法承流。对喘病用喘方，符合药病相对，便谓责任已尽。忆先哲言："药虽进于医手，方多传于古人。"是方之必须进于医手者，有赖于医手为之权衡也。设不加权衡而进之，或致有误，非方之为病，乃用之不当也。近二三十年来，男妇老少病哮喘者多矣。类多温热性热疾内蕴之哮喘，未可以例循例而治之。先圣之方剂，用之得当，效如桴鼓；用之失当，立竿见影。自吾表、攻、补三法创用以来，得效良多，广得病家之称誉。求治者日渐增多，而三法之转变，亦日益深入，遂将所辑重加整理。愚昧之见，不足为高明道，惟以事实和实验证之，未敢缄口不言，盖欲保卫广大人民之健康，而仰答党中央发扬中医英明之措施也。乞谅之，是为序。

（一）研究的经历

近 30 年来，诊治喘病日益增多，过去以年老的男妇及嗜欲者为多，现在则幼稚的儿童亦复不少，甚至甫及两月的婴儿也罹得是病。新中国成立前，每多执旧而论，师古而治，循例而用，终未足以抗是疾。迨至新中国成立后，在党的中医政策感召下，振奋了衰老的心身，努力研究，始有所悟，通过临诊的观察分析，体会到过去与现在情状病态有所不同。今之喘病，多因于积热蒸痰感触时邪而作，一般辛温散寒每难得效，投以辛凉宣泄、化痰定喘的方药，辄见痰降而喘平。因此，才将此类病证假名"温热性哮喘"，创立表、攻、补三法。自1951年起，在临床中作逐步深入的观察，不断地研究和改进。其中表方由五方增至八方，攻方随病情的需要增加到十剂、二十方，补方也增加八方，才定出哮喘属于温热性者之治疗的法规，并将其整理成为《温热性哮喘表、攻、补三法之研究》。

我虽年老力微，但仍甘全力以赴，不断研究改进，希得些微之基础，以贡献于中西法家、各科学家之前，以备用科学的方法研究提高，得能有利于疾病，有利于人民，实为我心中之至愿。

（二）对温热性哮喘的认识

对于哮喘的认识，历来有寒、热、虚、实的分别。一般认为，属于风寒性者为多，但就临诊观察比较，并非尽然。即于近代属于温热性的哮喘病属至多，证之古代名言，亦有述及。例如：

《内经》曰："诸痿喘呕，皆属于上。"

丹溪曰："喘急者，气为火所郁，而为痰在肺胃之间也。"

士材曰："《内经》论喘，其因众多，究只越于火逆上而气下降也。"

景岳曰："喘有夙根，遇寒即发或遇劳即发者，亦名哮喘。未发时以扶正气为主，既发时以攻邪为主。"

前人的看法、治疗的实践都证明了确有温热性哮喘的意义，它虽然也以咳嗽、气急、痰嘶为主症，但在病的本质却以温热为主。所谓温热性哮喘者，由于积痰蒸热，积热蒸痰，气机阻滞，触因而发；或因冒风受寒而诱发，也是外寒里热，属于寒包火。若以虚实分，其体质皆有不同程度的虚实，其发病皆兼有不同因素的邪实，诸如此类，不是寒、热、虚、实所能概括的。再就其病因、症状、病机而分别叙述之。

1. 病因寻源

从临床观察中，体会到喘病的成因有以下10种：①痧疹后，余毒留邪转酿而成；②百日咳，积蕴痰热转酿而成；

③胎毒奶癣，热毒留肺郁伏而成；④喉蛾辄发风邪痰热涌激而成；⑤久咳不慎，肺气受伤而成；⑥食肥拥厚积热蒸痰而成；⑦平素嗜酒积饮酿痰积聚而成；⑧哺乳冲激气管受损而成；⑨狂笑狂哭，气机拂逆伤及气管而成；⑩浴后当风、临卧迎风，风邪袭入肺络而成。

在这 10 种成因中，有的由于积热蒸痰而起，有的由于留邪郁伏而发，有的由于挫伤气管而成，兹再分别叙述如下。

积热蒸痰而起。儿童青年哮喘的形成，每每患于这一原因。由于病者的家长深怕其受冷而忽视其过热，不论季节的寒温和气候的冷暖，只知重防其受冷而不知轻减其受热。常令着以厚衣，盖以厚被，焗之过热，则易郁热蒸变。一则迫津液外泄而为汗，致使动则汗出，睡亦汗出；一则炼液胶凝而成痰，滋生哮喘的病根。汗泄过后，毛孔开张，卫分不固，易于感受风邪，邪与积蕴的痰热相激为患，形成喘疾。

留邪郁伏而成。缘由瘰疬、百日咳、胎毒、奶癣、喉蛾等迁延成哮喘者，由于治疗未得清彻，致使余邪留毒郁伏为患，积热蒸痰引发哮喘，更有他病不问其为表为里、为寒为热，遽作一时的截治，以为能获效较速，不知反致温邪遏阻，不得外泄，积蕴蒸变为患。我曾认为，治病好像还债，所谓负债必偿，受病必出，若只知急遽硬止，决东则东流，决西则西流，不归于扬，即归于墨，一病未已，一病又起，势所必然，可不审乎？

2. 症状的分析

温热性哮喘者，体内有蕴积的痰热，间有外来感受的时邪或其他因素，诱发喘咳，发则阵作不已，或连续数天，或迁延数月。病根深远者，发作日趋频繁，病情日见深重，愈发则体力愈弱，体力愈弱则愈易作。每于冬春、秋冬的季节，或气候冷暖变幻的时候，最易引发喘病。仅就其主要症状，分述如下。

（1）喘发时，每见咳嗽、咽痒、胸闷、痰嘶、气急，甚则不得平卧，抬肩倚息，且多在寐醒以后，尤以午睡醒后、夜半时、清晨这三个时间为多发、为严重。咳嗽阵作不已，有类百日咳，必待吐咳出黏痰或沫痰，气机得泄，乃见缓减，移时又复发作，患者深受其苦。更有喘促气息上下不能接续者，立赴急症，接给氧气、注射针药才能得到缓减，其中尚有虽经接氧、注射针药仍然不得缓解，可见其受苦之深重。喘咳多发于寐醒后者，由于寐中呼吸短

万病惟求一通

而浅，时间一久，积热就多，痰热蕴激，郁遏之气急欲求得宣泄之出路，故一经寐醒，每见喘咳阵作，藉以宣泄其内郁的痰热，痰热得以宣泄，气机才能平顺，而喘咳方可渐趋平定。

（2）痰嘶者，痰声辘辘，吐出白韧或黏沫。一般均以痰白为寒，殊不知白而黏胶者为热炼之痰，白而沫者为灼烁之液，均由于内有伏热。痰吐黄厚，为热之甚；痰吐黑散，为热之尤甚。至于无痰干咳，也属于气火，俱在哮喘病中。痰吐味咸者，乃为肾水上泛，根本已亏，宜加以补肾摄纳之治疗。肾亏者，又可见动则气急为甚，喘咳甚则又遗溺不禁。

（3）舌苔，哮喘可见有薄腻、垢腻、黏腻，或白或黄或白黄相兼，或前半清而根苔垢厚。质红，尖布红刺，中有薄剥或花剥等现象，为有痰有热的征兆。苔白垢厚而腻者，为表而夹实；苔薄白而罩浮腻者，为里而热甚；苔白罩无腻而夹花剥者，为阴受火烁；舌黄而干绛者，火重热甚。在儿童舌苔质红夹布红刺者，尤为多见。

（4）脉象，在表则浮数，或兼弦滑，或带数。

（5）喘发时，尚有其他兼见之症。

①口干，渴而引饮的，渴而不引饮的。古人从其饮水

自救以辨别津液的损耗和里热的轻重。渴而引饮的，为有里热，津液受蒸灼，易于辨别；渴而不引饮的，并非里无热，不引水自救，而由于痰浊涌滞的结果，水液不利输布。

②喘发时，常见额汗淋漓，至颈而还。由于肺热痰火上蒸，气机闭塞，迫津液外泄而为汗，有别于体虚自汗和外感表汗，汗出多遍于周身，外感汗泄，则邪从汗泄而热自罢。

③哮喘患者，常见喉蛾宿疾，每当冷暖失调，过分劳累，感受风邪，引起喉蛾高突，而诱喘病。

在哮喘发作时，往往还伴见下面各种症状，再简要说明如下：

鼻塞或鼻涕或鼻孔作痒，为风热上蒸，肺窍失宣，里热外迫的现象。

纳呆不思食，其病在于痰浊壅塞，气机升逆，痰火涌实，运化迟钝所致。火降痰下，则便思饮食。

胸闷，闷而近咽者，痰阻气涌；闷而近脘次者，气凝痰阻。

肋痛，新病痰痹气络作痛，久病温热传络作痛，咳多震荡络伤引痛。

发热，喘而不发热，邪伏在里；发热而不喘，邪达在表。

二便，喘咳而便艰溲热者，为实；喘咳而便溲遗者，为虚。

素伴肝旺者，兼见寐中戛齿、惊惕。

气火升多降少，通降失常，大便艰行，腑垢不解，气火更形壅塞，则更易诱发喘病。

哮喘，虽然以咳嗽气急为主症，但其发作时的表现多有不同。有的喘咳时额汗淋漓，有的鼻塞形寒，有的喘咳、喉蛾同时并作等。

3. 病机的探讨

古人对哮喘的病机进行了许多的探讨，提出了不少的见解。诸如"膈有胶固之痰，外遇非时之感""初病治肺，久病治肾"，指导着我们的实践和启发着我们进行新的探索，提示一些初步的看法，分述如下。

哮喘的发作，由于痰涎涌塞，气机拂逆，肺气失宣，呼吸不利，喘促咳逆。由于痰、热、气为害，病及肺、脾、肾。

痰为人体的津液所化，人体的津液原为滋养脏腑百骸的脂膏，好像长流水贵在顺行、周流不息，有赖于气机的调达、脾胃的输布。若或气失清肃而偏于热，津液就易受煎灼，转见稠韧而为痰；若或气失温化而偏于寒，津液就因寒积滞，渐见瘀结，也成为痰。可见为痰则一，而其成因各有不同。痰一多，就贮于肺，壅塞孔窍，郁积化热，热又炼液而成痰，形成积热蒸痰、积痰蒸热的变化。痰热涌滞，气道失宣，每借气候变化、寒暖失调、劳累、情绪等因素而诱发哮喘。

肺主气，为调气出入的道路，呼吸的调匀系于肺管的通利。肺热鼓涌，痰浊涌滞，气道受阻，则见痰嘶气急。故喘咳之为病，病在肺，肺为娇脏，不耐痰热的蕴蒸、久咳的震荡，气耗津伤，病延日久，则脾运不健，肾气亦亏。脾主运化，运迟则水谷不化，更易于滋生痰湿；且母及子，肺气更形不足，更易诱发喘咳。肺主气，肾纳气，且为气之根，久咳可以动本，根本动摇，上下不交，气不接续，乃见动则气急更甚。是谓"初病治肺，久病治肾"的道理。

哮喘患者，肺气弱，卫分虽然不强，但易于招感时邪而复发。辛温之剂奏效虽捷，然以宣发太过，重伤卫分，更形虚弱。卫分者，为人体皮肉之间的热气，卫分强则抗御外邪的力量也强，卫分弱则抗御外邪的力量也弱，所以易于造成反复发作。

哮喘好发于冬春、秋冬、气候寒冷变幻的季节。由于喘病的患者内多痰热，本体属热，夏季外界也热，内外相适应，所以发病较少。但里热的体质，遇上外寒的季节，里热外寒，冷热相激，不慎就易发喘。

（三）表、攻、补治疗的方法

1. 治法概述

温热性哮喘，由于痰热难除，病根深伏，反复发作，正气耗伤。虚实夹杂之病，治疗甚形棘手。几经研究，始探得表、攻、补三法的治疗，应用以来多见成效，特再分述之。

喘病的治疗，当喘咳阵作时，非先宣泄疏解，不足以祛除外感的时邪而缓解喘咳的痛苦，是用表法；表解邪去以后，若不进而祛逐蕴伏的痰热，就不能拔出根株，易于借因而诱发，是用攻法；然而仅知化痰，而不知使其不生痰，则痰旋化旋生，易于积痰蒸热而复发，使病者愈病愈虚，是用补法。不同治法有不同的作用，不同的阶段用不同的方法。联合应用，既可祛邪，又可扶正，俾使喘病由重到轻，逐渐缓减，而至于不发。

三法之中，以宣通为主，如此才能适应其积热蒸痰、积痰蒸热、痰因风寒、气因痰阻的病机。表法，在宣泄中求通，邪祛痰化，气道得畅，呼吸得以调匀；攻法，在疏化中求通；补法，在调养中求通。

三法的创立，乃师仲圣应用汤、散、丸的精义演化而来。回忆往昔读书，曾读《金匮玉函经》中有："张仲景曰：若欲治痰，当先以汤洗涤五脏六腑，开通经脉，理导阴阳，破散邪气，润泽枯槁，悦人皮肤，溢人气血。水能净万物，故用汤也……次当用散，散能逐邪风湿痹，表里移走，居无常处者，散当平之。次当用丸，丸能逐沉冷，破积聚，消诸坚癥，进饮食，调营卫。"我循此规矩而行方圆，取表法汤剂洗涤脏腑、通肌表、疏滞气而调理阴阳，攻法粉剂（即散也）逐邪化痰，补法丸剂进饮食、调营卫、助生化，三者参合而用之，乃得效。

2. 表法

表法用于喘咳发作时的治疗，宣泄风邪、平定喘咳为缓解哮喘的重要方法，喘定即停用，制以汤剂。

表方的组成包含着许多治疗的法则，如祛风、宣肺、泄热、清肺、化痰、止咳、平气、定喘等。这样方药组织严整，才能更好地发挥治病的作用。

祛风（四时六淫的邪气）剂，常用桑叶、薄荷、前胡、牛蒡等辛凉轻泄的药物，或因重感寒邪，偶而用苏叶、防风；泄热，常用枯芩、生草、竹茹、芦根等，但在表邪尚多、里热不甚的情况下不可轻用；宣肺，常用白杏仁、枳壳、桔梗等；清肺，常用桑叶、枇杷叶等；化痰，常用瓜蒌皮、白杏仁、象贝、冬瓜子、竹沥夏、远志肉、莱菔子、保和丸等，按痰的多少、吐咯的艰易而选用；平气，常用旋覆花、生蛤壳、白前、代赭石、白石英、沉香屑等，根据气急的轻重而选用，但平气之药要用得轻而缓，不可急而骤，以防体虚不胜药力反而阻气碍痰，对于幼小儿童、老年体弱者更须审慎；止咳，常用紫菀、牛蒡、杏仁等，要在宣肺化痰，咳嗽自然得止。气平痰化，肺气得定，喘咳自平。若喘尚不定，可加入定喘的药物。实者用银杏肉，生打冲服；虚者用胡桃肉打冲，或七味都气丸包煎（以痰吐咸味为用药依据）；虚甚者，用蛤蚧尾研末冲服。其他还有常用的加减法：喉蛾者，加僵蚕、马勃、飞中白；肋痛者，加青葱管、丝瓜络；平素嗜饮者，加陈皮、苡仁、茯苓。若能依此立方，可以做到组织严密、应用灵活、不为病所左右，看来复杂，但在变中有常，而常中又有变，在于心领神会而用之。

喘病发作，形态不一，不能执一方以适应万病，应辨证而选用。上面所说的为表法中的立法规律，本节所论的为表方应用的变化。若咳不爽、形微寒、胸闷痰多者，宜紫菀汤以透郁邪；若形寒怕风、风邪重束者，宜桑薄饮以祛风邪；若鼻塞、涕多、咳逆，宜宣窍汤以宣肺窍；若涕流黄厚、胸闷汗多者，宜开塞饮以利鼻窍；若气急、额汗淋漓者，宜枳桔汤以宣通上下表里气机的闭塞；若喉蛾高突者，宜朴蛾煎以解风鼓痰涌之势；若外邪不甚、里热重者，宜清肃饮以宣肺和络。各方选用，以符合病机为要。

表剂一：紫菀汤。

组成：薄荷（后下）八分，前胡五钱，牛蒡三钱；白杏仁四钱，枳壳钱半，炙紫菀钱半；旋覆花（包）二钱，生蛤壳一两，白前二钱；宋半夏三钱，莱菔子四钱，保和丸（包）四钱。

功能：宣肺、止咳、定喘。

适应证：气急痰嘶，不得平卧，额汗淋漓，胸闷形寒，脉滑而带数，舌苔白黏。

表剂二：桑薄饮。

组成：桑叶三钱，薄荷（后下）八分，前胡三钱；生紫菀钱半，白杏仁四钱，枳壳钱半；旋覆花（包）二钱，生蛤壳一两；远志肉钱半，白前一钱；保和丸（包）四钱。

功能：祛风定喘。

适应证：怕风，咳逆，气急，痰嘶。

表剂三：宣窍汤。

组成：桑叶三钱，薄荷（后下）八分，牛蒡三钱；生紫菀钱半，白杏仁四钱，枳壳钱半；旋覆花（包）二钱，生蛤壳一两，白前二钱；冬瓜子四钱，炒莱菔子四钱；通草一钱，保和丸（包）四钱。

功能：宣风泄肺，化热止咳。

适应证：胸闷气急，鼻塞引起作喘。

表剂四：闭塞饮。

组成：苍耳子一钱，辛夷一钱；薄荷（后下）四分，牛蒡三钱；生紫菀钱半，白杏仁四钱；旋覆花（包）二钱，生蛤壳一两；竹沥夏三钱，冬瓜子五钱；通草一钱，白茅根（去心）一两。

功能：通鼻窍，降气逆，化痰浊，泄郁热。

适应证：鼻塞，胸闷，涕流黄脓。

表剂五：枳桔汤。

组成：枳枳壳钱半，桔梗七分；旋覆花（包）二钱，生蛤壳一两；苏子二钱，白前二钱；冬瓜子五钱，炒莱菔子四钱；生紫菀钱半，白杏仁四钱。

功能：宣达表里上下闭塞之气，气通则汗解，喘定则气平。

适应证：额汗淋漓，气急咳逆，呼吸喘促，胸次闭塞，痰声如曳锯。

表剂六：朴蛾煎。

组成：生紫菀钱半，牛蒡四钱；白杏仁四钱，枳壳钱半；僵蚕三钱，马勃八分；生蛤壳一两，白前二钱；赤芍三钱，白蒺藜四钱；冬瓜子五钱，炒莱菔子四钱。

功能：泄风化痰，降气消肿。

适应证：温邪郁肺，痰热熏蒸，壮热蛾突，喘急升逆，痰涌而将闭塞者，往往服之，得通降而解。

附：喉蛾吹喉药方

①珠字号：飞月石四两，飞青黛三钱，飞中白一两，梅片一钱，研末合和。

②雪字号：飞中白八钱，甘中黄四钱；熟石膏一两二钱，飞滑石一两二钱；象牙屑（现已不用）一两二钱，梅片一钱。

用时将珠字号四份和入雪字号六份，所谓四六对镶合和，频频吹喉，咽下无妨。

表剂七：清肃饮。

小儿化痰丸，一粒分2次化服。

组成：桑叶三钱，薄荷（后下）八分；瓜蒌皮五钱，白杏仁四钱；炒枯芩二钱，竹茹三钱；生蛤壳一两，白石英（先煎）四钱；冬瓜子五钱，莱菔子四钱；通草一钱，芦根（去节）一两。

功能：清肺化痰，泄热降火。

适应证：儿童喘咳化火，寐醒阵作，状如顿咳，或因咽间嘶声不能平者。

表剂八：通络饮。

组成：枳壳钱半，竹茹三钱；炙紫菀钱半，白杏仁四钱；旋覆花（包）三钱，煅代赭石（先煎）四钱；丝瓜络三钱，青葱管（后下）一尺；干桑叶三钱，淮小麦五钱；生蛤壳一两，冬瓜子五钱。

附注：代赭石、白石英坠痰用四钱，降气用二钱。

功能：清肺养心，平咳逆，和络以止痛。

适应证：痰黄作咳，心跳汗多，肋痛。

3. 攻法

攻法为蠲痰除根的治疗，不但用于喘咳发作时，而且在喘咳缓解后，还要连续服用一段时间，以清除积痰。一般为三料到四料，制以粉剂，称为定喘粉。其方重在化痰，佐以调气、助运、畅肺等。化痰又有：祛风痰，用杏仁、象贝；祛顽痰，用僵蚕；化热痰，用竹沥夏；除怪痰，用远志。远志除化痰外，尚有稀释痰涎、润通气管的作用。再结合患者的病质、病情订有各种不同的定喘粉，如固卫、养心、保孕等。

定喘粉分为四一定喘粉、八一定喘粉。四一定喘粉连服41天，为平时的应用。八一定喘粉于冬至时开始服用，连服81天。冬至为一阴下藏、一阳上舒，正是阳长阴消的开端，人身中的气血随之变化而消长，影响着疾病的转变，所谓发节气，证明了节气足以波动疾病，因此在这节气转折的时候，进服八十一法，可以促进疾病的向愈。

定喘粉均研成细末。四一者，分为41包；八一者，分为81包。每包一钱，日服一包，儿童（6岁以下）减半，分早晚2次，开水调服，切忌干吞，以免呛入气管，引起喘咳，若用淡牛肉汤调服则更佳。初服者，一般以三料为一疗程，以后见有舌垢或痰嘶时，服用数天，可以由渐缓减而至根除。服用时间较长，患者应妥为保存，防止走气或发霉。

（1）八十一法

攻剂一：八一定喘粉。

甲方：川贝母一两五钱，竹沥夏二两；生紫菀一两，象贝母一两六钱；远志肉一两，橘白一两。

乙方：杏仁霜一两，川贝母两半；远志肉六钱，竹沥夏三两；僵蚕五钱，白前五钱；炙紫菀五钱，生苡仁五钱。

攻剂二：八一固卫定喘粉。

甲方：生黄芪一两，漂白术一两；远志肉六钱，竹沥夏二两；僵蚕五钱，白前五钱；川贝一两，杏仁五钱；防风一两。

乙方：当归身一两，炙黄芪一两；怀山药二两，象贝母两半；川贝五钱，陈胆星七钱；姜半夏七钱，远志肉七钱。

攻剂三：八一保金定喘粉。

组成：北沙参一两，麦冬一两；怀山药一两六钱，川贝母一两五钱；远志肉一两五钱，象贝母一两五钱。

加减：如肺热干咳者，可用冬瓜子五钱，生甘草一钱，煎汤调服；如气不平而干咳者，当以黛蛤散五钱，泡汤去渣调服。

（2）四十一法

攻剂一：四一定喘粉。

甲方：竹沥夏一两，杏仁霜七钱；炙紫菀七钱，炙橘白七钱；僵蚕五钱，白前五钱。

乙方：杏仁霜七钱，竹沥夏一两；远志肉五钱，生紫菀七钱；象贝七钱，白前六钱。

丙方：四一婴儿定喘粉。川贝五分，象贝五分；生紫菀五分，杏仁霜八分；陈皮五分，山慈菇（切，去毛）二分；竹沥夏七分，白前五分。共研细末，分41包，每包一分，日服3包，开水调服。

攻剂二：四一珍卫定喘粉。

川贝母七钱，象贝母八钱；远志肉七钱，炙橘白七钱；生紫菀七钱，僵蚕五钱。

攻剂三：四一固卫定喘粉。

甲方：生芪皮五钱，防风五钱；竹沥夏六钱，象贝母五钱；陈胆星五钱，远志肉五钱；漂白术五钱，僵蚕五钱。

乙方：生炙草各钱半，防风五钱；白杏仁六钱，漂白术五钱；远志肉五钱，竹沥夏七钱；僵蚕五钱，白前五钱。

上二方应用于体力素弱、卫分不固、辄或受风寒而引起作喘者。

攻剂四：四一保金定喘粉。

水炙紫菀七钱，怀山药一两；远志肉五钱，麦冬七钱；

万病惟求一通

象贝母七钱，僵蚕五钱。适用于素有肺痨者。

攻剂五：四一保孕定喘粉。

甲方：肥玉竹七钱，川贝母七钱；水炙紫菀七钱，炙橘白七钱；象贝母七钱，远志肉六钱。

乙方：水炙紫菀七钱，炙橘白七钱；杏仁霜八钱，白前七钱；炒枣仁七钱，远志肉五钱。适用于孕妇体弱而痰多作喘者。

攻剂六：四一养心定喘粉。

甲方：炒枣仁五钱，远志肉五钱；生紫菀五钱，象贝母四钱；白前七钱，僵蚕五钱；竹沥夏一两。

乙方：炒枣仁五钱，远志肉五钱；杏仁霜四钱，象贝母五钱；桔梗五分，枳壳钱半；保和丸四钱，苏子二钱；竹沥夏七钱，白前二钱；僵蚕五钱。适用于哮喘而素有心脏疾病者。

攻剂七：四一摄纳定喘粉。

二陈丸一两，生紫菀四钱；远志肉五钱，金毛脊（去毛）四钱；乌贼骨四钱，愈带丸一两；乌药四钱，怀山药五钱。适用于气喘而带多者。

4. 补法

补法为培养身体的措施，用于喘病缓解后恢复期中，趁机及时调养，以增强体力，抗御风邪，而免于旋治旋发，根据患者体质和病情的不同而辨证选用之。成人可用开水送吞，儿童则宜包煎服用。若遇有外感、寒热、腹泻等形症，即须停止服用，以免留邪为患。

补剂一：人参培元丹（自订方）。

移山参一钱，北沙参五钱；天冬三钱，五味子三钱；漂白术五钱，怀山药五钱；百合二两，炙橘白五钱；六曲五钱，炒谷芽五钱。一方有甘草一钱，白扁豆一两。

补剂二：培土生金丹（自订方）。

百合二两，白术二两；白扁豆一两，芡实一两；六曲五钱，炒谷芽五钱。

补剂三：健脾益气丸（自订方）。

黄精五钱，怀山药五钱，六曲五钱，白术五钱，白芍五钱，炒谷芽五钱。本方为健中运、助胃气，凡消化不良、易于生痰者可服之。

补剂四：金花散（自订方）。

①炙鸡金一两，天花粉一两，共研细末，每服五钱，日服 3 次。

②保和丸一两，天花粉一两，共研细末，每服五钱，日服 3 次。

本方为清热、润泽、化痰，凡肺胃热重、贪肥嗜糖、多痰作喘、便行干结者，可服之。

补剂五：六君子丸。

本方为补气、健脾、化痰，凡气弱痰多作喘者，常服之。

补剂六：资生丸（缪仲淳方）。

本方有调中养胃，分理三焦之功。凡儿童禀赋薄弱，脾胃不和，湿热蕴结，积食不消，痰多作喘者常服之。

补剂七：参苓白术丸。

凡脾胃虚弱、饮食不消者，久服能益气和中、保肺生津，有长肌肥体之功。

补剂八：七味都气丸。

此方能纳肾气以固下元，凡阴亏火浮、咳嗽喘促、水泛为痰、味咸作喘者，可服之。每服三钱，分早晚 2 次，盐汤送吞。

（四）防卫的方法

鉴于治病之责虽在医家，而防卫之功却在于病家，只有善于保养，才能使喘病渐愈而健康。喘病之发作者，主要在于热和痰。肥胖者，积湿而多痰；瘦弱者，积热而蒸痰。是以如何使之不过热、不生痰至为重要，在日常之生活中，从衣着、饮食、起居各方面加以注意，以保卫身体之健康、预防喘病之发作。

在衣着上，不要穿得过冷过热，必须要未热先脱、未冷先着、已汗勿脱、汗干再脱。因此，当寒流未到时须加衣，而寒流一去即须减衣，既不要单顾其受冷而忽视其过热，也不要单顾其过热而忽视其受冷。古人仅知受冷能感邪而生病，殊不知过热亦会蒸痰而为患，人身内流动之津液，需当灌溉内脏，若过蕴蒸则易变成胶固之痰而为病。

在饮食上，不可过饱，不可偏嗜，而以有营养能消化者为善。五味不偏胜，饥饱能相宜。若能在人体内不积食，则不生痰、不蕴热，使气血流通而滋养脏体。是以每人饮食之多寡，当以其消化能力强弱为标准，否则多食积热，积热蒸痰，再受风邪，火为寒束，则易于作咳作喘。晨起用手巾蘸冷水洗鼻孔能防喘。

在起居上，要注意冷热。在冬季，不可骤从暖房而进入冷室；在夏天，不可过分地贪受阴凉，以免寒邪外袭而引起作喘。

凡是喘病患者，或在发病期间，或在恢复阶段，均须禁忌下列各项：不可大笑、大哭、大喊、狂奔，不可过食盐、糖，不可食蟹、虾、海鲜、炸、烤、酸、冰、酒等物，而在饮食时切忌急速吞咽，禁忌浴后当风、冒汗迎寒或是起居之处冷暖不一。

为了使病家对于表、攻、补三法之应用，能得到普遍之明了，特再详述之。

表是汤剂，为外感时邪而宣发之，宜分次热服。

攻是粉剂，重在化痰，须用开水调服，不可干吞，以免渗入气管引起作呛。

补是丸剂，重在培养体力，成人开水吞服，儿童包煎服之，或敲碎开水调服，但遇外感，则须停服。

再将方剂之应用总括成歌诀如下：病时表攻同服，健时补攻同服。

（五）治案举例

【例一】

王某，女，37岁，南昌路198号。

初诊：1960年1月4日。喘根五年，发则咳嗽气急痰嘶，不得平卧，轻时痰厚，重时痰薄，便通溲利，正值经至，法当两顾。

瓜蒌皮四钱，白杏仁四钱；生蛤壳一两，白前二钱；冬瓜子五钱，竹茹三钱；远志肉钱半，枇杷叶（去毛，包）五片；水炙紫菀钱半，苏子二钱，马兜铃（蜜炙）七分。

二诊：1960年1月8日。药后喘咳渐平，素体痰多，当由渐转入表、攻、补三法，俾可由渐缓减而断根。

表：紫菀钱半，白杏仁四钱；枳壳钱半，桔梗七分；苏子二钱，白前二钱；生蛤壳一两，冬瓜子五钱；远志肉钱半，抱木神四钱；竹茹三钱，枇杷叶（去毛，包）五片；瓜蒌皮四钱，马兜铃（蜜炙）七分。

攻：四一定喘粉一料

制南星七钱，姜半夏一两；象贝母七钱，紫菀七钱；远志肉五钱，僵蚕五钱。

共研细末，分41包，每包一钱，日服1包，开水调服。

补：参苓白术丸四钱，六君子丸四钱，间日轮流，开水送吞，连连服之，外感暂停。

按：王某喘根五年，平素辄易发作，一觉咽间痰嘶即须服氨茶碱，始可平定。不服即发，服表方仅一剂，即能停服西药而喘见平。两年来未曾发过。

【例二】

王某，男，66 岁，昆明路 631 弄 37 号。

初诊：1960 年 8 月 8 日。喘根四年，发时额汗，咳嗽气急，不得平卧，便通溲赤。积病已久，法宜清肺化痰、平气止咳。

表：鸡苏散（包）四钱，赤芍三钱，牛蒡三钱；水炙紫菀钱半，白杏仁四钱，枳壳钱半，陈皮钱半，苡仁四钱，茯苓四钱；旋覆花（包）三钱，生蛤壳一两，白前二钱；冬瓜子五钱，莱菔子四钱。

攻：四一定喘粉一料

制南星七钱，姜半夏一两；象贝七钱，炙紫菀七钱；远志肉五钱，僵蚕五钱。

共研细末，分 41 包，每包一钱，日服 1 包，开水调服。

补：六君子丸四钱，开水送吞。连服之，外感暂停。

按： 王某平素嗜欲而多痰湿，故于表方中参入陈皮、苡仁、茯苓以化之。予以表方三剂、攻方一料、补方一月，竟得将四年之喘疾霍然而愈，迄今健康如常。

【例三】

屈某，男，4 岁，谨记路 71 弄 7 号。

初诊：1960年12月4日。咳嗽，气急痰嘶，寐醒为甚，阵作不已，舌红口碎，积热蒸痰，积痰阻气，法当清肺以化痰、平气以止咳。

桑叶三钱，薄荷（后下）八分；水炙紫菀钱半，白杏仁四钱；生蛤壳一两，白前二钱；冬瓜子五钱，莱菔子四钱；连翘心三钱，竹茹三钱，保和丸（包）四钱。

二诊：1960年12月11日。本体卫分不固，辄易伤风感冒，引起喘咳气急、便艰溲利，当先清其留邪，再谋根治之方法。

表：桑叶三钱，薄荷（后下）八分，牛蒡三钱；水炙紫菀钱半，白杏仁四钱，枳壳钱半；生蛤壳一两，白前二钱；冬瓜子五钱，莱菔子四钱；保和丸（包）四钱。

攻：四一定喘粉，共研细末，分41包，每包一钱，开水调服。

补：人参培元丹三钱，间日轮流，开水送吞；参苓白术丸三钱，连连服之，外感暂停。

按：凡寐醒阵咳不已，皆肺气闭而热痰涌滞也。屈某本质心火较旺，故于清肺化痰、平气止咳之中兼以清泄心火。经表、攻、补三法联合并用后，乃告咳定喘平，三年于兹矣，迄今未发。

附 记

"温热性哮喘表、攻、补三法之研究"已是第七次修订了。这次修订，在原有的基础上又做了进一步补充和说明，以便于学习老师的学术经验。

通过整理学习和临床实践，体会到对于温热性哮喘的表、攻、补治疗三法确是老师多年临诊经验的所得。不但继承了前人的经验，而且提出了自己的意见。它的产生是在党的中医政策的光辉照耀下，激发了老年中医师的工作热情和研究精神，才能在衰老的晚年中进行反复的临诊研究工作，对于哮喘的辨证论治进行了有益的探索，值得我们作进一步的研究。

首先，对于哮喘的认识，提出了哮喘属于温热性的看法。这些看法，古人虽然已有所论述，但是曹师在前人的基础上结合个人的临床经验，提出运用辛凉清泄的方法而取得缓解哮喘的功效。有人曾谓："古人有'伤寒以救阳为主，温病以救阴为主'之说，既称温热性为什么不重于救阴而重于宣泄化痰呢？"我们认为，这里所谓的温热性，不同于温病的温热性。哮喘属于杂病，温病属于时病。因此，它们之间的发生与发展规律并不尽相同。曹师治温热性哮喘的特点就在于用辛凉轻清宣泄的药物而平定严重顽固的哮喘，不用麻黄，其功效不逊于麻黄，这样的治疗方法就值得研究。

其次，表、攻、补三法的联合应用丰富了治疗方法。它是从病人和疾病的整体观念出发，而又随着不同的病变阶段做出不同的应用，分别对待，联合应用。既顾到应急治标的作用，又顾到培本除根的治疗。

再次，从表方八剂的应用中，得出了对于哮喘病分型论治的新启示。它不是按照一般的寒、热、虚、实分型论治。在温热性的病因病机中，采用清肺化痰、平气止咳的治则。根据不同的临床表现，应用不同的方法，或重于祛风邪，或重于宣肺气等，都能收到满意的效果。在这方面有许多值得进一步探讨的必要。

最后，在喘病的病因中，曹师认为由于温邪郁遏无外泄之机，留伏蕴蒸而成喘，对于乳癣、胎毒、高热等疾病，每因但求速愈，进行截治，或治不彻底，邪未清彻，往往转变哮喘。这一看法，在张树一、王湘云两氏的报告中可得到证明。他们从临床病例观察中发现大多数哮喘患儿患有湿疹，用强的松类药物治疗湿疹后，湿疹虽迅速消退，但出现哮喘［张树一，王湘云.中西医合作治疗小儿

支气管哮喘的体会 [J]. 上海中医药杂志，1965（1）：15–17.]，与曹师的看法相符合。因此，这一病因的形成值得我们重视，其机制如何却有待进一步的研究。

至于表、攻、补三法临床疗效的观察，我们也做了一些工作。曾在曹师门诊旧案中抽出 1960 年的 1 月、2 月、10 月、11 月这 4 个月的哮喘病例进行了随访研究，总结了"温热性哮喘 40 例远期疗效观察"，其中显效者 14 例（包括连续半年到四年不发者），有效者 19 例，无效者 7 例。说明了表、攻、补三法对于哮喘确有比较满意的效果，尤其是对于哮喘复发的控制。

上海中医学院（现上海中医药大学）附属龙华医院内科曾对曹老的表、攻、补三法进行了讨论，同意表、攻、补三法。他们认为："把哮喘的治则确定为表、攻、补三法是有概括性的。"邵长荣、林钟香两氏也很赞成曹惕寅老夫子治疗哮喘的三句话——表防伤正、攻防伤气、补防碍痰。[邵长荣，林钟香.支气管哮喘 50 例临床分析 [J]. 上海中医药杂志，1963（11）：15–18.]。

部分病例的随访和部分学者的评论，可以帮助我们认识表、攻、补三法在临床上应用的价值。限于我们的水平和经验，对于这表、攻、补三法的评价仅能提出一些初步的看法，至于它的机制等问题却有待于我们做更深入的研究。

1965 年 5 月底完稿

1965 年 9 月底抄正

三、
出血症之研究

（一）前言

嗟夫！一人之生命，惟以一身之气血阴阳是赖。气充则体旺，血盛则体健。九窍之灵敏、四肢之轻捷、筋骨之柔和、肌肉之丰盛，以及灌溉五脏、洒陈六腑，无一非气血相因为用也。若或疲劳匮乏而失养，则气滞而行迟，为不及；若或耗竭动火而沸腾，则血乱而行速，为太过。行迟则瘀滞，行速则流溢。故人身之健康疾厄之安危，尽在一身之气血阴阳间定臧否耳。是养生者，贵乎调阴阳气血；而治术者，亦复如是。若故作高深，以眩奇而鄙弃浅显以为智，未有不偾事而滋患也。仰夫古人之事事也，每以登高必自卑、行远必自迩之旨，以虑其陨越也，恐其不逮也。

设逢九窍出血或上衄不止，或咳血缠绵，当先事反复审查，核其阴阳，考其进退，而后定寒热之治，方可出奇异之峻谋，以应万一。良以死者不可复生，绝者不能复续，此乃吾治血之旨，亦吾治一切病之旨。忆吾滥竽医席者，数十年矣，历数经治之出血症惊骇恐惧者，时有所见。姑将吾日常应诊之所得总结成篇贡献之，聊以表吾治病救民之素愿耳。

（二）出血症之成因

出血症，为血不循经、越络外溢之总称。内而五脏六腑，外而四肢九窍，凡属毛孔肌理、气血经过之处，均有溢血出络之患。甚者有如狂澜险恶之九窍出血，及缠绵深沉之皮肤溢血，或满口咯血，或毛孔溢血，他如鼻衄、咳血、齿衄、咯血、吐血、呕血、便血、尿血、痔血、崩漏等时常可见。其中有来势急剧而体质衰弱者，更为可惧。

至若出血之因，内因气火之窜扰，外感情志之感触。有以躁怒而动火，有以嗜饮而动火，有以劳瘁而动火，有以色欲而动火，有以外感风寒暑热秋燥郁久蒸变而化火，有久病阴亏阳亢而动火。邪火既动，易于迫气而横肆冲逆，火动气乱，血液遭其煎迫，营血失其固摄，遂致越络而外溢。更有或因寒而瘀阻者，或因热而妄行者，或火不归原、血不归经者，或气动而血溢者，或络伤而血出者。凡此种种，皆为出血症之成因，宜精审其因而辨其详情也。

（三）出血症之病机

人身之血液所以能流灌百脉，洒陈六腑者，气为之引导也。故古人有云气为血帅，血为气配，气行则血行，气调则血和。气能化而为精，精能化而为血。血之生者，虽在于心，而其转变之功尽在于脾，所谓津液至中焦受气化赤而为血者也，故云生于脾、藏于肝而主于心。至于肺、肾亦为攸关，肺朝百脉，且主诸气，有统摄之作用；肾为藏精之所、真水真火之源，又为温化蒸变之根本。是分而言之，其用在肺、在脾、在肾、在肝，总其成则在得心之化而成其流灌洒陈之功用。至于血行于经络，犹水流行于河海，有汇流，有支派，千里万里一脉贯通，遂其源之浩瀚，顺其性之洋溢，不汹涌，不狂澜。设逢洪流过甚，宜分泄以缓其势；使遇阻旋周折，宜疏导以顺其流。水之奔流有其源，血之运行亦有其本，尽在心之搏动，气之运行，所谓气若橐钥，血若波涛者。大概治出血症之旨，尽在其中矣。

　　　　　　　　　　万病惟求一通

血之逆行越络，其病因不外乎六淫七情，而病机则在于气之与火。气为血配，血因气行。气之条达，则血行和畅；火得潜养，则血流循经。火不归原，致蒸烁沸腾而越络。然而，热即是火，火由热生。而火者，有虚实之分，虚火蒸灼，实火窜扰，实则宜清凉，虚则宜降潜。而气者亦有滞有弱之别，气滞者，则瘀阻而不通，气弱者，则失摄而妄行。但气之与火，又相互转化，丹溪有云："气有余便是火。"火之甚，足使气乱，或为气虚而不收摄，或为火迫而散溢，乃致血行违常而发越失轨，引起血液外溢、下脱之虑。前人有谓，肝肾疲极，五脏内崩，而病血液外溢，乃致九窍出血。故治血之旨，贵在调气降火，和养脏腑。

诸气皆属于阳，诸血皆属于阴；诸热皆能使血行速，诸寒皆能使血行迟；诸动皆属于阳，诸静皆属于阴。《经》曰：劳则阳张，静则阴生。原血主于心，心定则血和，心烦急则血散，血散则失其附丽而为病矣。妄引于上，则衄出清窍，而吐血，而衄血；煎迫于下，则血出浊窍，而便血，而溺血。血溢之甚者，每见百脉沸腾，遍体毛孔出血。治者贵求其气血平衡，而使其阴阳协调也。

（四）出血症之辨证

出血症当以血液外溢为主症，参合全身症状，分其阴阳寒热，察其表里虚实。暴病吐血属于实，久病出血属于虚。血外溢者为阳络伤，血内溢者为阴络损。血从上溢者，有咳血、咯血、呕血之别；血从下脱者，有便血、溺血、痔血、崩漏之不同。至若九窍出血，则情关五脏。凡面㿠肢冷，为气乱火炽，百脉沸腾，气血不相统摄之证。便血者，有远血、近血之分，远血多为内脏之出血，近血多为魄门附近之出血。至于痔血，应细辨之，其法：可倒置小方凳，铺纸于凳内，坐而解之。若见其血往四溅者，为痔血；若见其血点滴者，为内脏出血，宜熟视而明辨之。

出血之色泽及状貌亦需明辨。色鲜红者为热，血暗红者为寒，色淡红者为气之虚，色紫者为气之热，色黑者为热之甚，成块者为气之凝、血之郁。色鲜者为初越络之血，色陈者为久溢出之血。血丝点点、夹痰而出者为络伤，满口吐血、下注盈盆者为阴阳不相抱持。至于血出过多、面色苍白或萎黄而无华彩，皆其明证也。

血症之辨脉不可忽。病剧时，血液大量外溢，往往见脉弦大而芤，此为病情猖狂之征，但对壮实者言；若虚弱者，血去过多而脉反大为失其常也，当慎之。因此，治者贵在识其虚实而辨其缓急、考其色泽而验其寒热、审其情性而知其强弱、观其轻重而识其劳逸、见其兴怀而知其通塞。先得其致病之源，然后可得其治病之旨、达变化之由，然后可识进退之机。

（五）出血症之治疗

血家之治，当以止血为先，但要究其出血之因，而后可循其寒热虚实以治之。尤贵气之条达、火之潜降，执平衡阴阳之准则而谋瘀化血和之程序，方可有利而无弊。

止血之法，贵在降火调气。降火者，使血不沸腾；调气者，使血得循经。清热以凉血，益气以摄血，当求精要便捷，俾可取效迅速，而使气血得其附丽、阴阳得相抱持。

仓促吐血者，用真菜油半盏，炖温服之立止。

咯血者，用糯米一茶杯，擦净灰尘，口中但嚼如浆，徐徐咽下，血可立止。

再，血去过多、阳气上冒、上身躁热、腿足发冷者，外用咸附子五钱，大生地五钱，打泥分扎两足心，可导火下行。

出血之治，要在降火调气。降火者，降浮游之火、偏亢之阳，引之下行，使其潜藏；调气者，调冲逆之气，益虚弱之亢，使气机畅达、元气充沛，气和则血循经，气充则血得摄，循脉运行而不外溢。然而气之与火，有相引之用。气即是火，火即是气。故降气即是降火，气调则火不冲逆，火降则气不上涌。降火应致力于肝，调气求肃降于肺。至于通便利尿，亦为求其火之出路，未可轻而忽之。

再次，为益阴。出血症，血耗由于阴伤，阴伤则火动。故益阴为至要，但不可骤用于出血之始，恐其滞气郁火而为患也。益阴足以配火，泄热可以存阴，水火相济，阴精自复，便达洒陈六腑、调和五脏之境矣，岂仅却病也耶。

至于祛瘀亦不可缺。血一离经，即见瘀结，且瘀血不去，则新血难生，阻经阻络，势必为病为祟。但祛瘀之品用之宜审，如丹皮、茺蔚子、桃仁、十灰丸之类，皆性动而凉血，有动而静，静而动之机。如十灰丸中大、小蓟，则凉血而兼破血，有利于祛瘀生新。余如茜草、茅根、丹皮、山栀等，亦同具凉血行瘀之功。仅陈棕炭一味带收涩而已，其妙处尤在以酒制大黄附之，乃得合力以完成其行瘀止血之功，此法本自《千金》"生地一两，大黄五分"之凉血化瘀精义而化裁之。

1. 清热凉血汤（血热溢血）

鲜生地、丹皮；石决明、牛膝；侧柏炭、十灰丸（包）；枯芩、知母；黑栀、蚕豆花、泽泻。

2. 清热解凝汤（胃热溢血）

生石膏、花粉；芦根（去节）、知母；酒军炭、枯芩炭；黑栀、牛膝；泽泻、连翘心。

3. 清金润肺汤（热咳溢血）

知母、枯芩；瓜蒌皮、甜杏仁；川贝母、竹茹；冬瓜子、生草；黛蛤散（包）、白石英；白茅根（去心）、十灰丸（包）；鲜藕汁、蚕豆花。

4. 育阴止血汤（阳升溢血）

大生地、黑玄参；石决明（煅）、龟腹甲（水炙）；十灰丸（包）、二至丸（包）；鲜藕汁、蚕豆花露；白芍、牡蛎。

5. 潜阳固摄汤（气虚溢血）

人参、麦冬、五味子；牡蛎（煅）、龟甲（水炙）、龙骨；枣仁、茯神、白芍；蛤蚧尾、杜坎炁①。

　　附：气脱溢血过多，主显危机，气急自汗肢冷。宜阳者，独参汤主之（钱半）；宜阴者，西洋参汤主之（钱半）。

6. 脏连三花汤（肠道溢血）

　　脏连丸（包）、槐花炭、银花炭；地榆炭、侧柏炭、血余炭；天花粉、无花果；枯芩、黑栀。

7. 凉血清溺饮（尿道溢血）

　　鲜生地、川柏炭；淡竹叶、飞滑石（生草梢七分同包）；小蓟炭、侧柏炭；白茅根（去心）、黑山栀。

8. 补气摄血汤（冲任溢血）

　　党参炭、炙橘白；枣仁炭、血余炭；陈棕炭、白薇炭；杜仲、金毛脊；生地炭、震灵丹（包）。

---

① 杜坎炁：坎炁，为脐带。用男者为佳，故杜疑为牡之误。

（六）治案举例

1.九窍出血

【例一】

何某，男，29岁。

初诊：1959年1月12日。由齿衄而致九窍出血，连及皮肤出血，且血色紫黑。脉弱中带硬，口干，劳乏过度，平素不事节欲，兼之善于遗泄，肝肾疲极，五脏内崩。际此之时，舍大剂益阴凉血，别无善策。

鲜首乌一两，鲜生地五钱；玄参五钱，白芍四钱；料豆衣四钱，十灰丸（包）四钱；煅珍珠母一两，煅牡蛎一两；黛灯心五分。

二诊：1959年1月14日。负此营阴重伤之症，药后脉搏转小，洵幸事也。阴分既亏，积热尤炽，仍宜进以凉血益阴，以扑其燎原之势。前方加侧柏炭三钱，槐花炭二钱，浮小麦一两。

三诊：1959年1月17日。九窍出血、肌衄已见好转。脉来渐趋和平，便黄。燎原之火稍杀，耗亏之阴来复，仍在出入关头，未可以小效而忽视也。

鲜金斛五钱，大生地五钱；十灰丸（包）四钱，枣仁炭四钱；黛灯心五分，白茅根（去心）一两；煅牡蛎一两，大白芍四钱，侧柏炭三钱，槐花炭二钱；车前子（包）四钱，通草一钱。

四诊：1959 年 1 月 19 日。出血之大势趋缓，尚见鼻衄肌热，大便二日未行，小溲色黄而少。可见血去阴伤，阳易上冒，急宜益阴潜阳以防反复。

鲜金斛五钱，鲜生地一两；黑玄参五钱，大白芍三钱；枣仁炭四钱，十灰丸（包）四钱；侧柏炭三钱，槐花炭三钱；石决明（煅）一两，黑栀三钱；地骨皮（水炙）二钱，泽泻三钱；白茅根（去心）一两，全瓜蒌五钱。

五诊：1959 年 1 月 21 日。九窍出血已止，惟虚热留恋，朝轻暮重，口干头昏，多梦，背脊痛，小溲黄。阴液不足，虚火上扰，烁液蒸痰，痰火相得为患。当益阴以制阳，清热以生津。

鲜金斛六钱，青蒿子二钱；黑玄参五钱，花粉四钱；连翘心三钱，竹茹三钱；白茅根（去心）一两，黑栀三钱；石决明（煅）一两，泽泻三钱；地骨皮五钱，浮小麦一两；甜杏仁四钱，冬瓜子五钱。

六诊：1959 年 1 月 27 日。阴液渐复，口津得润，虚热已解。舌黄少寐，尚是余热未尽，连日梦泄更属相火独炽。

至若背痛肢酸自汗，均为阴不敛阳之征，仍宜益阴清热。

鲜生地五钱，鲜竹茹三钱；花粉四钱，知母三钱；连翘心三钱，黑栀三钱；芦根（去节）一两，黑玄参四钱；煅石决明一两，浮小麦二两。

七诊：1959年2月3日。大病危机初定，营卫失谐，陡起间日寒热，便少溲黄。只有和营化痰为法，真所谓血家忌表之时也。

赤芍（酒炒）三钱，佩兰梗（后下）钱半；白杏仁三钱半，贝丸（包）二钱；陈皮一钱，苡仁四钱；赤茯苓三钱，泽泻三钱；炒谷芽五钱。

八诊：1959年2月5日。口干舌黄，余热未清，少寐肢酸，营阴犹亏。表分既和，又当培养，急谋复其所虚为要。

黑玄参四钱，炙鳖甲五钱，白芍四钱；原金斛四钱，料豆衣四钱，抱木神四钱；黑栀三钱，连翘三钱；川断二钱，桑寄生五钱；煅牡蛎一两，浮小麦一两。

九诊：1959年2月12日。大病之后，阴伤热恋，口淡咽燥，思食凉果，必然之势，亦阴伤液亏之证。所喜者，便下黑色今已转黄，佳象也。当再清热存阴，平肝降火。

鲜金斛一两，鲜生地一两；黑玄参七钱，白芍四钱；

花粉四钱，知母三钱；芦根（去节）一两，竹卷心钱半；煅珍珠母一两，杭菊二钱；黑栀三钱，朱灯心五分。

按：何某之九窍出血，为肝肾疲极、五脏内伤。病态既已急迫，情势行将暴变，阴阳失其平衡，气血离其统摄。目之血色紫殷，察之渴而引饮，尽由于血热沸腾乃致横溢而病大衄，情势汹涌，进退失据。或谓可宗肝藏血、脾统血之旨，投以温养肝脾，以强血液统藏之功。窃恐势同抱薪救火，而反增其燎原之威。合觉惊疑，叹为难治。当时血污满布，神色苍白，形态险恶未可言喻，在瞬息间确难明辨。在余初得目击，令人愕然久之。因思气和则血循经，气逆则血越络。今日见其渗出者，血色紫而且殷，其为血分郁热可知；脉搏重按虽觉其软弱而尚有力，尤为蓄热之征；小便热赤，口渴引饮，里热之候备矣。斯时也，不用凉剂将何以杀其炎威而拯其生命？拟仿当归六黄汤之意而加减之。但因温能助虐，凉亦伤正，乃决以益阴凉血为定法。在七日之中，迭投以凉血益阴重剂，方见溢血得止、由危转安、便黑亦得转黄。惟阴分重损，积热犹存，因此肌热尚恋，鼻衄时见，大便艰燥，小溲黄少。守前旨治之为宜，清热润肠，俾清理内脏之瘀积，条达腑气之通畅。随后八日，虚热得减。惟出血过多，营络失其所养，背痛也，肢酸也，势所必然。阴虚则阳浮，故每见少寐、自汗。进以泄热养阴、潜阳敛汗，始得日见平复。不意病中接受输血，引起寒热往来，正在血家忌表之时，岂容波澜陡起？辛药后即解。幸甚！幸甚！此后仍然滋益肝肾、清养兼施为治，稍事调治，便见痊可。

【例二】

汪某，男，53岁。

初诊：1959年2月24日。因发热引起九窍出血，鼻衄、齿衄、吐血、便血、溺血，血色鲜红，脉弦而重按无力。劳乏过度，阴虚火炎，迫血妄行，情势艰险，在在可虑。急应清营以止血，益阴以敛阳。

大生地七钱，鲜生地一两；黑玄参五钱，鲜金斛五钱；煅牡蛎一两，珍珠母一两；十灰丸（包）四钱，侧柏炭二钱；枣仁炭三钱，远志肉钱半；料豆衣五钱，白芍四钱；淡芩钱半，黑栀三钱；茅根（去心）一两，藕节五钱。

二诊：1959年2月27日。脉来仍弦，惟血上下溢脱之势稍杀，便行色黑，溲亦深黄。阴以血溢而耗乏，火以猖狂而难敛，非大剂清热无以止血、峻力补阴无以配火。

十灰丸（包）四钱，侧柏炭三钱；黑玄参七钱，鲜金斛五钱；煅牡蛎一两，杭白芍四钱；淡芩钱半，黑栀三钱；白茅根（去心）一两，料豆衣四钱；枣仁炭钱半，远志肉钱半。

三诊：1959 年 3 月 2 日。大衄虽止，脉尚偏弦。昼则虚阳上扰、头晕耳响，夜则阳不入阴、卧难成寐。余如口干燥咳，便黑溲黄，无一非阴伤热恋之证。正宜益阴、清热两法参合治之，以希由否转泰、由剧而复。

鲜金斛五钱，鲜生地一两；黑玄参七钱，大生地一两；知母钱半，淡芩三钱；煅牡蛎一两，白芍四钱；十灰丸（包）五钱，侧柏炭五钱；黑栀三钱，白茅根（去心）一两；藕节炭五钱。

四诊：1959 年 3 月 5 日。大衄之后，脉仍弦大，上颚干，肝肾阴亏，重损津液，不能上润；但粪下黑色已转黄，溲赤亦见清淡。为亡羊补牢之谋，清热存阴在所必要。

鲜金斛五钱，鲜首乌五钱；大生地七钱，黑玄参一两；知母三钱，淡芩钱半；煅牡蛎一两，白芍三钱；十灰丸（包）四钱，藕节炭五钱；白茅根（去心）一两，侧柏炭四钱。

按：汪某之九窍出血为阳亢火旺、迫血妄行、百脉沸腾，未可遽以益气摄血之法以治之。盖以益气多温补，血已沸腾，得热则更形猖狂，只在益阴清热、敛阳降火之间进退以为治，使气火归原，则血循经而不溢。大衄见止，即增入生

106

万病惟求一通

地、首乌，配白芍、牡蛎益肝肾之阴、敛虚浮之阳，但得阴阳平秘，精神即治。

【例三】

李某，女，3岁，镇江人。

初诊：1959年12月12日。据述11月初起寒热三日，热退即病九窍出血，来势急剧，神智暴躁，治未得止，乃转来求诊。其时肢体浮肿，血污满布，色紫而黑，神志非昏蒙即呼号，不思纳食，大便色黑，溲赤如血，唇色紫黑，脉搏软弦而数。禀质阴薄，灼热动营，素易剧哭怒号，更使血随气涌，百脉既已沸腾，九窍便易溢血，在此蕴热犹恋之时，当以益阴、清热两旨参合而轻重之。

鲜生地五钱，黑玄参四钱；连翘三钱，忍冬藤三钱；枯芩炭钱半，侧柏炭三钱；白茅根（去心）一两，黑栀三钱；知母三钱，全瓜蒌五钱；蚕豆花三钱，十灰丸（包）四钱；煅石决明一两，通草一钱。

二诊：1960年1月2日。火势稍戢，阴液渐复，方得衄血转微、神情安定。且见粪色转黄，溲色转清，脉亦平静，均为阳潜阴复、病势好转之象也。

鲜生地五钱，黑玄参五钱；花粉四钱，知母三钱；侧柏炭三钱，淡芩炭钱半；煅石决明一两，黑山栀三钱；白芍四钱，料豆衣四钱。

三诊：1960年1月10日。禀薄阴弱，肝亢热重，际此大衄之后，津液益形亏乏，急进甘凉，莫动苦泄，一边扶正以存阴，一边泄热以化邪，俾可阴阳交和、气血相洽，则旋转之机复矣。

大生地四钱，黑玄参四钱；鲜生地一两，花粉四钱；枯芩钱半，知母三钱；黑栀三钱，侧柏炭三钱；白芍四钱，料豆衣四钱；连翘三钱，忍冬藤五钱。

四诊：1960年1月18日。病去矣，寇退矣，莫吾毒也矣，此乃慎病者之计也。古人曰：病加于小愈。此时正宜为调剂而损益之，勿使其反复而变幻为要。

知柏八味丸（包）四钱，黑玄参四钱；花粉四钱，竹茹三钱；黑栀三钱，连翘三钱；侧柏炭三钱，十灰丸（包）四钱；珍珠母（煅）一两，朱灯心五分，芦根（去节）一两。

五诊：1960年1月30日。九窍出血之后，肌体血迹渐退，眠食便溺复常。惟阴液过伤则躁烦易生，且本体血液统摄乏力，仍宜从益阴清热为是。

大生地五钱，阿胶珠钱半；料豆衣四钱，白芍四钱；鲜生地一两，花粉四钱；枯芩炭钱半，知母三钱；忍冬藤五钱，连翘三钱；侧柏炭三钱，十灰丸（包）四钱；煅石决明一两，火麻仁泥五钱。

按：幼弱之躯，禀质阴薄，偏于阳亢。原夫血液本属阴精，宜循经而勿使狂澜，狂澜则为病矣。营气宜周布，不宜偏耗，偏耗则为病矣。今年甫三龄之婴儿，始由壮热伤阴，狂哭怒号动火而起，正是《病源论》①所谓"惊恐过度，暴气逆溢，致令腠理开张，血脉流散也，故九窍出血"，必然之势也。既为本虚标实之证，甚至血色殷而带黑，蓄热已甚。至于精神忽疲忽躁，乃水不济火，火焰猖狂窜扰而躁动之貌。急宜育阴敛其浮游之火、泄热制其彪悍之势，以期旋转危局，故入手即本育阴泄热之旨以治之。是以热得泄、火得潜，衄势乃可轻减。四诊乃转入专力益阴，五诊增液清热固摄本流，俾使火潜而神安，血止而身健。

2. 咳血

袁某，女，56 岁。

初诊：1963 年 3 月 31 日。脉象弦大，痰夹血点，头部眩晕，中心惊惕，胸次亦觉隐痛，便通溲利，一身尽痛。

---

① 《病源论》：《诸病源候论》。

肝木升浮过甚，最易猝然眩仆，未可忽视也。

煅石决明一两，杭菊二钱，黑栀三钱；黑玄参（朱拌）三钱，白芍四钱，川石斛四钱；十灰丸（包）四钱，枯芩钱半，知母三钱；蚕豆花四钱，泽泻三钱，竹茹三钱；丝瓜络三钱，白茅根（去心）一两。

另：每日服洋菜半杯或藕节汁一杯，温服。

二诊：1963 年 4 月 3 日。脉弦而大，动则痰中易见血点，中心[①]惊惕，胸次引痛，便通溲利。阴薄则阳亢，火甚则升浮，宜兼筹滋潜之策，以杜其纠缠之根。

鲜生地五钱，大生地五钱；煅石决明一两，牛膝钱半；枯芩钱半，黑栀三钱；十灰丸（包）四钱，二至丸（包）四钱；合欢皮四钱，川贝粉（分二次吞）二钱；蚕豆花四钱，白茅根一两；通草一钱，连翘心（朱拌）三钱。

另：大生地五钱，咸附子五钱，打烂敷两足心。

按：袁某肝用过强，肺金受刑，热郁窜络，气失肃降，乃致溢血胸痛、时见渗血。凡阳亢溢血之体，最虑气升眩仆，治宜平肝降火、益阴清热，俾可血止络和。连进三剂，咳血已减，再进以凉血降火、清心泄热之剂，咳血即止。调

---

① 中心：即心中，是曹老的语言习惯。

养旬余，便见瘥可。

3. 便血

陶某，女，66 岁。

初诊：1963 年 2 月 18 日。便血色鲜，所下如注，脉来细弱，四末不温，一身乏力，神色已夺。气阴本已大伤，兼之咳嗽，更形疲惫，急宜补益以固元、化热以摄血。

党参炭钱半，炙橘白钱半；银花炭五钱，血余炭四钱；白芍（土炒）三钱，料豆衣四钱；白杏仁（整）四钱，冬瓜子五钱；枣仁炭四钱，生苡仁四钱；生蛤壳一两，旋覆花（包）二钱；川断三钱，桑寄生五钱。

二诊：1963 年 2 月 20 日。血去过多，阴伤气亦随之而耗。药后便血得止，情势较为和缓，但虚波之起尚在意中也。

党参炭钱半，炙橘白钱半；黑玄参钱半，白芍三钱；生蛤壳一两，甜杏仁四钱；炒枣仁三钱，远志肉钱半；银花炭二钱，血余炭四钱；川断三钱，桑寄生五钱；冬瓜皮四钱，车前子四钱。

三诊：1963 年 2 月 25 日。便血甫止。耗伤之气阴未复，毛悴色夭，亟宜扶养。

潞党参（炒）三钱，肥玉竹五钱；炒枣仁三钱，远志肉钱半；川断肉（酒炒）三钱，桑寄生五钱；杜仲三钱，金毛脊四钱；阿胶珠三钱，血余炭四钱；冬瓜皮五钱，车前子四钱；淮小麦一两，川石斛四钱。

共研细末。每服1包（一钱），日服3次。

按：查血之本性，最易得热而猖獗，加之陶某平素嗜饮，便血达半月之久。且年事已高，本元早已亏乏；兼之酒湿蒸热动营，甚至迫血妄行。寒凉虑其不胜，温热恐其助虐，两顾殊不易也。非掌握平衡，难以使阴阳两伤之高年病躯得以协和也。幸而得转危机，不可不慎护之。乃定粉剂以珍卫之，散者散也，取效较速，因此得以健复如常。

四、
内伤百郁病之研究

（一）百郁病之定名

万病之治在于通，百病之生在于郁。郁者，拂逆、凝结、痞塞也，为致病之机转；通者，流畅、条达、宣发也，为治病之总则。法之求通者，广而易效；病之在郁者，着

112　　　　　　　　　　　　　万病惟求一通

而难已。近二三十年来，诊神经衰弱者多矣。询其症状，则滔滔不绝，如数家珍；检其病史，则积年累月，可纪成册。病者窃虑不治而忧郁异常，治者深感棘手而策划不定。就西医之所说，可分为三：①兴奋性之紧张，如易怒躁急、焦虑烦闷；②抑制性之紧张，如困倦健忘、郁虑神木；③灵活性之紧张，如惊恐气急、若癫若狂等情状。

揆度病情，在中医之病名中而较量之，如癫狂、百合、怔忡、脏躁、狐惑、劳损等病患，似乎近之，但又无能以概括其病状也。观夫患者，自诉病目可以多近百数，而常好反反复复复述之，竟有令人不容分解之势。病证淹缠迁延岁月，初时体力尚可支持，逮至因病致虚、因虚益病，则形神憔悴、肉削骨立、困惫不堪。因思诸病之生必有其源，而此病之根源在于郁也。诸般感受皆能使气郁而不宣、火郁而不潜。而郁之为病，又可征诸种种形症，故假定为百郁也。其病之发，多因内伤而起，属于劳损之范畴，故再冠以内伤也。合而名之，为内伤百郁病。且以郁论病，古来有矣。不观夫越鞠丸之效能，已脘腹胀痛、郁蒸吞酸，开郁以宣气也；逍遥丸之功用，止寒热，疗肋痛，开郁以疏肝也。郁解则病除矣。特其法，有寒热、虚实、轻重、缓急之别耳。初治之时，余亦茫然，徒见病情之繁杂，嗟叹治法之艰窘。经 14 年来之研究，反复审察，始得有悟，循而药之，愈者多矣，至足乐也。

（二）百郁病之成因

百郁病之始生，皆由于操劳过度、思虑太甚（劳则阳张，虑则神伤）、饥饱失常、寒温不节，或因思虑不遂、妄想不已、神耗气结，或因惊恐无定、受吓频仍、神乱阴伤，更有劳瘁过度、精神体力不能得以休息，阴阳气血更何能得其舒适耶？如是者，劳而又劳，伤而再伤，积年累月，形成心阳独炽、肝火偏亢，二火日见猖獗，使已耗之阳更伤、既损之阴益竭，病而致虚、虚而益病矣。

（三）百郁病之病机

百郁病之生，在于二火之煎逼。其变也，始于心、肝二脏，盛而遍传五脏，累及六腑。原夫人之主事，责于心，思虑过度，则神明失职而精神不安；人之处事，任于肝，劳之太甚，则谋虑无权而气血不调。由劳乏而抑郁，逼二火以猖狂，势必躁急而神烦。上烁于肺，则喜吐痰涎而皮焦毛悴；下汲肾阴，则火升目涩而腰酸腿软。化源既伤，水液益竭，口淡、舌苔干黄；纳食而不得其味，寝寐而不

114　　　　　　　　　　　　万病惟求一通

得其安，酿成火土不能合德，引起脘腹气撑、脾弱运迟而便下溏结不一、喜怒无常而神疲懒言。病困五脏，累及六腑。胆病则食物不化而忧愁寡断，胃病则滞重饱胀而出纳不利，大肠病则腐垢停滞而传导失常，小肠病则变化无力而所下色杂，三焦病则水道疏泄不及而胸闷痞满、脘次泛暖、腹中沃涩，膀胱病则气化失职而溲溺通塞为之不匀。

且火之情状尽人皆知，其性有缓急，其用有喜恶。善事之则人为其所养，不善事之则人为其所害，《经》之所谓"少火生气，壮火食气"者是也。在人身之诸火，由五志之转化。阳甚则阴伤，阴竭则火炽，因气阴之耗损而致反复为害者甚矣。至若心火、肝火，本属相维为用，劳郁失和则易窜扰而为患，心阳独炽，每多躁烦而不宁，且肝火偏亢，更见冲逆攻窜。剧则宜苦寒以折之，缓则宜甘凉以和之。况火之变幻至为峻厉，急则可以窜扰至头目口鼻、抽掣昏痉，缓则可以耗损气阴而成形肉瘦削、憔悴枯槁，甚至内脏骨骼亦失其应有之机能而病焉。究其源，实以阴竭则阳亢、水亏则火旺始也。积劳而动火，火炎则灼阴；继则气火失其附丽，津血少其充沛，而百郁病成矣。

（四）百郁病之症状

百郁病之损害至为深广，百郁病之状态亦属繁多。每变幻而离奇，常纷呈而杂见。患者自觉言之惟恐不清，医者每感听之杂乱无绪。若择要而述之，则有头痛头晕，兼或麻木抽搐、头热头冷；脑鸣响，发脱落，耳轰响细鸣，闭气重听；目干涩昏花，喜暗羞明；脸部轰热而火升，面色白而少华；咽干喉哽，寐醒干涸，多语喑哑；口淡无味，或甜腻，或苦酸，嘈杂欲恶，或吞酸，或泛清；胸闷不畅，或神昏而欲睡，或少寐而欲醒，寐不沉着，食不知味，多梦纷纭，困倦乏力；腹中沃涩，胀滞作痛，少腹下坠，连及腰胯；腰脊酸痛，肢络牵强，一身乏力，骨节酸楚；五心烦热，四肢清冷，腿胫酸，脚跟痛；微寒肢热，忽有忽无，躁烦情状，时轻时重；汗出往往齐颈而返，或合目为甚；小便热赤而混浊，时而不禁，时而频数；大便溏结不定，或艰涩，或鹜泄；男子多阳痿，梦遗滑精；女子常火升，带下崩冲。此则百郁病周身形症之概况也。至若情志之变幻，更是层出不穷。或闷坐终日，郁郁不乐；或畅谈一时，滔滔不倦，或无端惊吓；或事多猜疑，心猿意马，疑神疑鬼，非畏缩不前，即刚愎自用。既病即忧其不能得

万病惟求一通

治，见愈又虑其再度复发。郁闷时，即感百症咸集，莫能解释；畅适时，又偏任性偏好，失于护养。因此，诸凡变证在在由其情志而发生也。

百般之症情，皆随其脏腑改变之影响而显现。其源也，起于心、肝二腑失常，则火郁而成病。必见心中不宁而少寐、气火升浮而躁烦。进而气机失宣，肺郁也；便溏纳少，脾损也；头晕精滑，肾亏也。甚至皮肉瘦弱，四肢痿软，畏风恶热，精神恍惚。凡此种种病态，尽由二火郁结，进而内及五脏六腑，外及肢节筋脉，遍于全体，达于周身，真所谓星星之火达于燎原之景也。

医者时于百郁病之诊治，首宜重于周身之检查，从头至足询问端详，以免挂一漏万。患者之述况每见烦琐无章，医者自应耐性静听、悉心研究，以尽医者所负之责任。更须另具只眼，以洞察病情、删繁就简，撷其主而略其附，勿为其所蒙，要深悉其轻重。如是者，既可征信于患者，又能得益于治疗。

（五）治疗法则

百郁病之治，首重开郁。其郁者，火也。《内经》有云"火郁发之"，洵良图也。或宣之，或疏之，或泄之，或达之，但求其所郁有出路，然后增以存阴化热、益肾壮水，使火得其潜藏，便不致郁热横肆为患矣。未便遽以苦寒之性直折之，必须在轻宣轻泄之间以求其适应也。大概郁于肝者，宜疏柔；郁于心者，宜清养；郁于肺者，宜轻宣；郁于脾者，宜运化；郁于肾者，宜滋益。贵在求其本，先得降伏其所主，则附丽之疾，亦随其而消释矣。但得表里、上下、气血相和相通，其郁自然得解而疾瘳，绝非枝枝节节而为之所能获效也。

以多种之治法，应多变之病情，始为妥善。然而面临千头万绪之情状，其非筹执简驭繁之法将何以应之? 所设立规范有三：首为清理，去其兼夹之淫邪，使于杂乱无绪之中求其循序也；次为疏化，以疏化其郁结之痰热，主在清泄心肝之郁火，旁及调治影响他脏之病变，寻本穷源以去其病根；然后再事调补，可调和其脏腑受损之气化，以谋复其藏而不泻、泻而不藏之本能。实为治疗百郁病之要诀。

郁病既久，痰火交凝而郁结。其郁于肺者，在表宜宣泄，如紫菀、杏仁；在里宜轻宣，如瓜蒌皮、杏仁。郁于胃者，在表宜疏气，如杏仁、枳壳；在里宜化痰，如杏仁、竹沥夏。唯痰热聚于心包者，多梦纷纭，似寐非宁，精神困倦，最为难治。偏于香开，虑其体虚邪陷，即或偶有小效亦无异于饮鸩止渴，可不慎乎！乃取万氏牛黄清心丸，以清包络之痰火而安神明。贵在其无麝香，可无伤于心力。但在初时表未达邪者，则不可服；待至清理之后，迎机而进之，自可应手取效。

一般感寒之疾，表而散之便解，唯郁结之火最为棘手。重于发散，则恐耗烁真阴；偏于清滋，又虑郁留邪火。是以必须于虚实之间而相机出入焉。譬如头之晕痛，喜冷熨而缓减者为实火之升浮，用龙胆泻肝丸以清泄之，若见便行艰涩者，改用当归芦荟丸泄降之；其喜热熨而见轻者为虚火之郁伏，宜轻宣以散之，桑叶、薄荷、杭菊、白蒺藜，或用川芎茶调散泡汤，以布浸绞熨之。果能解郁求通，相附而治，则百郁之病不难迎刃而解焉。

（六）应用之方剂

1. 清理

（1）薄感清解法：主轻微感冒，胸闷不解。桑叶、薄荷；紫菀、白杏仁；枳壳、宋半夏；六曲、保和丸；车前子、通草；丝瓜络、桑枝。

（2）豁痰宁神法：主躁烦痰多，胸闷不寐。上川连、瓜蒌皮；白杏仁、枳壳；炒枣仁、远志肉；黑栀、黛灯心；沉香曲、炒谷芽；宋半夏、竹茹、抱木神。

（3）泄热通腑法：主火升头晕，大便不行。火麻仁泥、瓜蒌仁泥；远志肉、竹沥夏；黑栀、枯芩；煅石决明、泽泻。

2. 疏化

（1）泻火解郁法：主头痛胸闷，少寐多梦。丹皮、杭菊；白杏仁、竹沥夏；枳壳、郁金；煅石决明、泽泻。

（2）宣气和调法：主烘热胸闷，虚烦作躁。黑玄参、炙鳖甲；白杏仁、枳壳；炒枣仁、连翘心；料豆衣、川石斛；炙橘白、炒谷芽；白芍、竹沥夏、远志肉。

（3）和胃安神法：主口干纳少，心跳少寐。北秫米、盐半夏；川石斛、炙橘白；青皮、炙鸡金；炒枣仁、远志肉；左金丸（吞）、煅瓦楞粉；抱木神、竹茹、沉香曲。

（4）化湿醒胃法：主胸次不畅，纳食无味。越鞠丸、橘红；白蔻仁、白杏仁；范志曲、炙鸡金；粉萆薢、车前子；法半夏、焦苡仁、台乌药。

（5）疏气健运法：主便行溏薄、腹胀腰酸。甜冬术[①]、漂白术[②]；广木香、台乌药；枳壳、春砂仁；六曲、炙鸡金；陈皮、炒谷芽；车前子、通草。

3. 调补

（1）交通阴阳法：主烦热自汗，欲睡不寐。大生地、制首乌；龟腹甲、炙鳖甲；炒枣仁、龙眼肉；淮小麦、鸡子黄（冲）；黑玄参、煅牡蛎、朱茯神。

（2）壮水化痰法：主干咳痰沫，腰酸脚软。北沙参、天冬；甜杏仁、川贝；白芍、料豆衣；川断、桑寄生；黑玄参、海蛤粉、远志肉；六味地黄丸。

（3）助气运中法：主气弱运迟，纳食不多。潞党参、制白术；枳壳、炙橘白；炙鸡金、沉香曲；川断、桑寄生；川石斛、炒谷芽；云茯苓、盐半夏、台乌药。

（4）养血柔肝法：主怯寒火升，心烦少寐。当归身、大熟地；石决明（煅）、杭甘菊；炒枣仁、远志肉；夜交藤、合欢皮；白芍、桑麻丸（包）。

---

① 甜冬术：指冬季采收的白术。
② 漂白术：用米泔水浸漂后捞出，切片晒干入药者。

4.另附随症加减五则

（1）易于食不消化者，可用佛手散（佛手、炙鸡金、青皮、春砂仁共研细粉），每于食后用开水调服少许。凡此类病者，每有少食则恐营养不足，多食又忌消化不及之感也。

（2）男性病者，二火引动相火，易于梦泄遗滑者，可佐服知柏八味丸；若肾关不固，可服金锁固精丸、聚精丸。

（3）女性患者，黄带多而便艰者，可佐服大补阴丸或愈带丸；若经来过多，轻者服固经丸；崩冲者，可增服震灵丹。

（4）形瘦而身患肾脏病者，当宗吾补阴化湿法，尚可兼服羊乳，对其小溲混浊者，甚有裨益。

（5）易于晕厥者，在吾镇肝定惊法外，尚可兼服白马奶，足以清血养肝。证之青腿牙疳病者，百药无效，一经服用，即可痊愈。

（七）百郁病之护养

1.劳逸要匀称

劳作时劳作，休息时休息，不宜连续不已，以免耗伤动火。对于瞬息万变之事物，须分先后缓急而应付之。在工作时宜全力以赴，在休息时宜尽情而乐。尤其睡眠不可减少。睡眠者，得以全身气血自然之周转，以解其疲劳，而复其脑力也。反是，则尽为火烁而病矣。

2. 忌房事

因由疲劳而起之百郁病，体力已告亏损，未可再事克伐，免致水愈亏、火则愈旺。

3. 忌借嗜饮以解劳

小劳尚可，若过于劳乏者，则无异于饮鸩而止渴。

4. 饮食必须调节

切忌偏嗜偏好、饥饱失节，宜淡泊为要，以清滋为补。兼有肾脏病者，宜戒盐；肝木偏亢者，忌辛辣。要守"饮食自倍，肠胃乃伤"之戒。

5. 常求心胸旷达

或阅览诗画以怡性，或聆听音乐以悦心，或于红花绿树之间漫游散步，使脑海为之清醒、情志为之舒畅，自为怡情怡性之良法。

6. 每要静养不可烦劳

须知静则阴生，劳则阳张；静则神藏，躁则消亡。此皆取决于静养、躁劳之间耳。劳者心中烦劳，躁者内性暴躁，皆能烁阴以伤神也。静之益，劳之损，尽在其中矣。但于闷烦时，稍事劳动亦为有益。

7. 患者相互间不宜谈论病情之变化

徒增其烦忧，无益于健康。关于病情之转化，勿使病员知晓，只可转告其家属，以免增加精神上之负担也。

（八）治案举例

【例一】

周某，女，27岁，欧阳路378路7号。

初诊：患百郁病两年余，纳食无味，头晕目眩，躁动多梦，胸闷不寐，便少溲通。肝木偏亢，心阳尤炽，首宜宗清心豁痰、镇肝降火法以进之。

上川连（酒炒）七分，全瓜蒌（打泥）五钱，竹沥夏三钱；白杏仁四钱，枳壳钱半，竹茹三钱；生紫贝齿七钱，煅珍珠母一两；桑麻丸（包）四钱，杭菊两钱；六曲四钱，炒谷芽五钱，黛灯心五分。

二诊：口淡无味，胃纳不香，头眩仍然，便通溲少。积虚之体，一时难变，当于治火之旨，参以健胃助运，俾可以生化有力。

珍珠母（煅）五钱，煨天麻八分；枳壳钱半，姜半夏三钱；六曲四钱，茯神四钱；连翘三钱，朱灯心五分；炒谷芽五钱，泽泻三钱。

三诊：无大出入。

四诊：晨起痰火升浮，眩晕不饥，入晚痰火下降，则胸次空虚，余如面浮便艰，始从泄热通腑之旨，以泄浊降火。

六曲四钱，姜半夏三钱；陈皮一钱半，焦苡仁五钱；紫贝齿（生）一两，连翘心三钱；远志肉一钱半，抱木神四钱；川柏炭一钱半，愈带丸（包）五钱；西茵陈二钱，煨天麻八分；瓜蒌仁泥五钱，炒谷芽五钱。

五诊：纳呆多梦，胸次嘈杂，带多色黄，便通溲少。虚火鼓于上，湿热病于下，积乏之躯，只得虚虚实实以应之。

炒枣仁三钱，远志肉钱半；连翘心三钱，竹沥夏三钱；珍珠母（煅）五钱，煨天麻八分；冬瓜皮五钱，车前子四钱；新会皮钱半，炒谷芽五钱；愈带丸（包）五钱，怀山药五钱。

六诊：积病已久，变化瞬息。气和阳舒则善食易饥，气滞湿郁则胃呆作恶，除此情况，当随其机变而进退之。姑予化湿醒胃之法，以鼓动其中宫之转运，似或一策也。

越鞠丸（包）四钱，橘红钱半，姜半夏三钱；白蔻仁（后下）八分，白杏仁四钱，焦苡仁四钱；六曲四钱，炙鸡金四钱；车前子（包）四钱，六一散（包）四钱；白蒺藜四钱，煨天麻八分；炒谷芽五钱。

七诊：药后情况好转，服方仍照原旨。

八诊：体弱又见新感，头痛鼻塞，口淡胸闷，咯痰色黄，便艰溲少，一身尽痛。此为半标半本之病状也，当从轻扬宣化，不宜过事着力。

六一散（薄荷八分同包）四钱，牛蒡三钱；瓜蒌皮四钱，白杏仁四钱；陈皮钱半，苡仁四钱；泽泻三钱，枇杷叶（去毛，包）五片；白蒺藜四钱，桑枝一两；枳壳钱半，愈带丸（包）五钱。

九诊：表解阴伤，咽道干涩，欲咳不利，只宜清润上焦以化余热，亦阴分素薄之证也。

桑叶三钱，鸡苏散（包）四钱；瓜蒌皮四钱，白杏仁四钱；芦根（去节）一两，竹茹三钱；黑玄参四钱，炙橘白钱半；鲜荷梗一尺，枇杷叶（去毛，包）五片；生苡仁四钱，炒谷芽五钱。

十诊：炎威高涨，暑气弥漫，气阴过分匮乏，神倦咽干，为必然之景象也。当宗生脉散法以益阴生津，解暑清热。

玄参五钱，麦冬二钱，北五味五分；原金斛四钱，白芍三钱，料豆衣四钱；瓜蒌皮四钱，白杏仁四钱，冬瓜子五钱；芦根（去节）一尺，玉泉散（包）四钱；炒谷芽五钱，鲜荷梗一尺。

十一诊：纷纭之病证，随阴气之转和得以由渐消释而进入调补之境也。

制首乌五钱，黑玄参五钱；麦冬二钱，北五味五分；炙鸡金四钱，新会皮钱半；川断五钱，桑寄生五钱。

共研细粉，每服一钱，日服 3 次，开水调服。

若小溲色红，用薄荷八分，六一散四钱，同包煎汤，调服上药。

十二诊：药后转健，已复工矣。然久病体弱，每易多梦脑涨。除服药外，加用龙胆泻肝丸二钱（早服），万氏牛黄清心丸半丸（晚服）。

按：患者为疲劳过度、心肝火炎之百郁病也。初诊首以小陷胸汤法清心化痰、平肝降火，以治其致病之源。但体虚易于感染杂病，二、三、四、五诊暂主清理积病，平肝以降火，化痰以清心。六诊重在解郁和阳，宗越鞠丸、三仁汤之意旨而治之，大抵痰郁得解，阳气自和。八、九诊适逢寒暖不时，又见新感，当以清理为急。十诊阴薄之躯不耐酷暑，骤见咽燥神疲，正吾侪应用生脉散益气敛阴之候也，药后病情安和。十一诊转入补益，研为药末，分次常服，为接铢累寸之计，以图巩固效果。全按治旨，所求者在水火相济、阴阳平秘之功耳。为日未久，旋即复之。此后，为防二火之复炽，遇烦劳多梦而脑涨时，嘱其早服龙胆泻肝丸以降火、晚服万氏牛黄清心丸以清心。

【例二】

王某，男，24岁，浦东。

初诊：查肝主筋而藏血，心主火而生血。今因病致虚、因虚益病。在肝则头痛、肢麻、关节疼痛；在心则多梦、少寐、思虑纷纭。加之素有消化性溃疡而致纳食不化，于法当镇肝清心为主，而以健脾助运为辅。

制首乌四钱，炙鳖甲七钱；丹皮钱半，杭菊二钱；白芍三钱，炙甘草一钱；连翘心钱半，白灯心五分；土贝二钱，乌贼骨六钱；陈佛手一钱，炙鸡金四钱；原金斛四钱，竹沥夏三钱。

二诊：药后胃中隐痛较好，唯稍一思虑即见头痛，脉来软弦，入夜少寐，便艰溲通，当宗前旨出入之。

大生地四钱，制首乌四钱；煅牡蛎一两，炙鳖甲一两；杭甘菊二钱，煨天麻八分；乌贼骨六钱，土贝二钱；连翘心三钱，朱茯神四钱；原金斛四钱，炒谷芽五钱；远志肉钱半，竹沥夏三钱。

三诊：前方经服一个月，诸恙均好而未净。唯寐中恶梦多而烦忧，筋惕肉瞤。积年久病，炎炎之威虽杀，而浮游之火时窜，当于存阴宁神之中顾及之。值此阴虚阳亦虚时，用药最忌有畸轻畸重之弊。

潞党参三钱，制首乌五钱；大生地一两，黑玄参四钱；煅牡蛎（包）一两，炙鳖甲一两；朱茯神四钱，白芍（甘草一钱同炙）四钱；钩勾（后下）三钱，煨天麻八分；川断四钱，桑寄生四钱；炙橘白钱半，炒谷芽五钱。

四诊：药力积久，情况转好，唯骨节烦疼，昼则躁烦，夜则多梦。当分而治之，或可有效。便行艰涩，亦宜两顾。

紫贝齿（生）一两，石决明（煅）一两；连翘心三钱，杭菊二钱；竹沥夏三钱，抱木神四钱；秦艽三钱，桑枝一两；黑栀三钱，柏子仁泥一两。

煎汤分早晚服之。万氏牛黄清心丸一丸，临睡时用开水化服二分之一。

五诊：久病初愈，服药多矣，唯其厌倦，当宗甘凉生津以饮之，必乐从也。雪梨膏二两，二冬膏二两。用陈佛手一钱，炙鸡内金四钱；柏子仁泥一两，炙橘白一钱，煎汤冲膏，分早晚2次服。

另：万氏牛黄清心丸一丸，临睡时用开水化服四分之一。

六诊：恶梦得以锐减，惟头部觉热，尚见引痛，大便艰涩，当照前旨增损之。琼玉膏二两，二冬膏一两，用开水化服；当归龙荟丸四分，每隔二日服1次。

七诊：头痛已止，积虚未复，宜再设法巩固之。琼玉膏二两，二冬膏一两，用开水化服。

另：当归龙荟丸一钱半，每服四分；万氏牛黄清心丸一丸，每服四分之一。（以上两丸为备用之品）

按：患者年仅二十有四岁，而患有百郁病有年矣。由积劳而得此痼疾，经日久而益见疲惫。其少火之炎威已衰，而气阴之匮乏尤甚。所以在可进可退之间，应避免过于着迹，以其体力不胜。其治也，尽在于心、肝二经中虚中实、实中虚之情况而进退之。药后形肉日丰，精神振奋，眠、食、便、溺一切如常。其少时丧父，故母爱之甚殷，偕来称谢，喜形于色，因嘱其速谋佳偶以和阴阳，亦为健身之计也。

【例三】

薛某，女，36岁，某药厂。

初诊：1956年7月18日。患失眠症已历年余，近两旬来病势加增，昼夜不能成寐，头胀，心跳，口干，便艰溲热，形肉瘦削，脉来弦细，尽是气火上炎之象，舍镇肝清心，别无他法。

紫贝齿（生）五钱，石决明五钱；连翘心三钱，竹沥夏三钱；丹皮三钱，杭菊二钱；芦根一两，黑栀三钱；抱木神四钱，夜交藤五钱；泽泻三钱，黛灯心五分。

当归龙荟丸七分，早用开水吞服；万氏牛黄清心丸半丸，临睡时用开水吞服。

二诊：1956年7月24日。汤丸并进乃火力控制之法，除强烈之火以救微弱之阴，方得杀其炎威而安定神明，此时宜就其虚虚实实情况而随机应付之。

紫贝齿（生）四钱，珍珠母（煅）四钱；连翘心三钱，竹沥夏三钱；抱木神四钱，远志肉钱半；首乌藤五钱，泽泻三钱；炒枣仁三钱，黛灯心五分；原金斛四钱，炒谷芽五钱。

三诊：1956年8月1日。前药服后神色倦怠极矣，欲卧而神不靖，欲食而神不振，脉细软带弦，二便如常。已进入由实转虚之境，急当标本而顾之。

大生地五钱，制首乌五钱；六曲四钱，宋半夏三钱；炒枣仁三钱，茯神四钱；黑栀三钱，原金斛四钱；生紫贝齿一两，煅石决明五钱；川断五钱，桑寄生五钱；炙橘白钱半，炒谷芽五钱。

另：外焐方（不可吃）：王不留行二两，落得打一两，木瓜二两，同包煎汤，和酒趁热焐足。待其浮火得平，可予生脉散固元敛神以养其正。吉林人参须五分，麦冬二钱，北五味五分，煎汤服。

按：患者病已经年，图治未效。病情之烦扰，治疗之苦恼，郁怨交集，病势日见加增，动则拍案惊叫，静则屏息若无，尽由于久病阴亏、虚火上炎也。初诊必汤丸并进，汤剂为镇降清泄、杀其炎威、到其锐势；丸剂为泄肝热、清心火、滋潜心肝二火以清本源。二诊火势稍杀，故循前旨乘胜而击之。三诊虚体实病，当伺其变而随机应付之。斯时，炎威虽戢，阴亏未复，当标本两顾。汤剂之外，附以内外两方：外焐方引火下降，有苦寒折火之功用，而无苦寒燥化之流弊；浮火得平，更以生脉散固元敛神，以善其后。药后由渐痊可而复工。

【例四】

白某，男，33 岁，革命军人。

初诊：1962 年 9 月 11 日。头项肩背至腰脊酸痛，受风受冷尤甚，胸闷口黏。内则气郁而失条达，外则血瘀而络牵强，法当利气以复升降、活血以养筋骨，此法尤能驱风逐寒也。

当归片（吞）六片，秦艽（酒炒）三钱，赤芍（酒炒）三钱；枳壳钱半，郁金一钱，宋半夏三钱；川断三钱，金毛脊四钱；焦苡仁四钱，保和丸（包）四钱；丝瓜络（乳、没各钱半同拌）三钱，桑枝（酒炒，甘草一钱同炙）一两。

二诊：1962 年 9 月 16 日。脑曾震荡，心易惊惕，血失其所养也。加之积寒任劳，引起寐中自汗，于法在标宜活血和络，在本宜养心宁神，方可适其病机也。

白杏仁四钱，宋半夏三钱；枳壳钱半，郁金一钱；川断三钱，金毛脊四钱；当归片（分吞）六片，赤芍（酒炒）三钱；丝瓜络（红花三分泡汤同炒）三钱，桑枝一两；粉萆薢四钱，泽泻三钱；炒枣仁三钱，淮小麦一两。

三诊：1962 年 9 月 23 日。口淡，胸闷，腰脊及骨节尽痛，便通溲利，积劳经年，风、寒、暑、湿无一不感。营分既亏，络气尤弱，补则虑其碍痰而助邪，攻则恐其耗气而伤正，仍以宣气活血而求通为宜。

六曲四钱，姜半夏三钱；枳壳钱半，郁金一钱；金毛脊四钱，粉萆薢四钱；白杏仁三钱，白蔻仁（杵，后下）八分；丝瓜络（红花三分泡汤同炒）三钱，桑枝（血竭五分泡汤同炒）一两；焦苡仁四钱，炒谷芽五钱。

四诊：1962 年 9 月 30 日。口淡、头痛、胸闷、少寐、腰背酸痛均减，仍从前旨以进益之。

六曲四钱，姜半夏三钱；枳壳钱半，郁金一钱；金毛脊四钱，粉萆薢四钱；白蔻仁（杵，后下）八分，白杏仁三钱；白蒺藜四钱，赤芍三钱；桑枝（血竭五分泡汤同炒）一两，丝瓜络（红花三分泡汤同炒）三钱。

五诊：1962 年 10 月 7 日。杂感已减，惟积病头痛少寐，由来久矣。此时当由渐转入治本之机，而着意于沉疴留邪，以消其痼疾之根。

黑玄参三钱，白芍三钱；白蒺藜四钱，杭菊二钱；金毛脊四钱，粉萆薢四钱；白蔻仁（杵，后下）八分，枳壳钱半；桑枝（血竭五分泡汤同炒）一两，丝瓜络（红花三分泡汤同炒）三钱；合欢皮五钱，夜交藤五钱；连翘心（朱拌）三钱，黑山栀三钱。

六诊：1962 年 10 月 21 日。头晕痛，夜少寐，积虚未复。平肝便可息风，清心足以宁神，应用此法正其时也。

盐半夏三钱，煨天麻八分；石决明（煅）一两，磁朱丸（包）四钱；白蒺藜四钱，杭菊二钱；连翘心（朱拌）三钱，远志肉钱半；白杏仁四钱，枳壳钱半；沉香曲四钱，炒谷芽五钱；泽泻三钱，桑枝一两。

七诊：1962 年 10 月 24 日。病情无甚出入，仍守前旨立方。

八诊：1962 年 11 月 11 日。头部发热见减，而络分尚不自然，自觉右半体久卧则气升塞，即《经》所谓上升之气自肝而出之象。此等病首要解释凝痰积气，以免胶固络分而合并为患也，慎之。

丹皮二钱，淡芩（炒）钱半；白蒺藜四钱，蔓荆子三钱；杭菊二钱，钩勾（后下）三钱；灵磁石（先煎）四钱，沉香屑（后下）四分；连翘心三钱，远志肉钱半；白蔻仁（杵，后下）八分，白杏仁四钱；保和丸（包）四钱，泽泻三钱。

九诊：1962 年 11 月 16 日。风去矣，热减矣，惟躁则头痛、痛则自汗。此乃尽属虚象，原其痛起于积劳伤阴，气火易于窜扰，法宜滋泽以降潜之。

制首乌四钱，炙鳖甲五钱；丹皮三钱，淡芩（酒炒）钱半；白蒺藜四钱，钩勾（后下）三钱；煅牡蛎一两，白芍三钱；枳壳钱半，竹茹三钱；灵磁石（先煎）四钱，沉香屑（后下）四分；连翘心三钱，杭菊三钱。

十诊：1962年11月27日。火盛宜杀，火缓宜泽，乃必然之情理，故药前方而获效。他如少寐、劳倦，尚是阴虚阳亢失其平秘所致也。当再重剂滋肝益肾以复其所损。

龟腹甲五钱，炙鳖甲五钱，煅牡蛎一两；生丹皮三钱，淡芩钱半，连翘心（朱拌）三钱；制首乌四钱，黑玄参四钱，白芍三钱；磁朱丸（包）四钱，杭菊二钱，钩勾（后下）三钱；枳壳钱半，竹沥夏三钱。

十一诊：1962年12月14日。火亢为害酷矣，直至今日甫得痛止而寐安。所尚见者，惟舌绛口干，当再存阴泄热以养心肝而巩固其药效。

连翘心三钱，枳壳钱半，竹沥夏三钱；杭甘菊二钱，钩勾（后下）三钱，磁朱丸（包）四钱；大生地四钱，黑玄参四钱，白芍三钱；龟腹甲（盐水炙）五钱，炙鳖甲五钱，煅牡蛎一两；川断三钱，金毛脊四钱。

十二诊：1963年1月11日。

自诉病近八年之久，现已确见好转。要知虽得调治完善，而积年虚损非旦夕得以康复，宜半工半养，俾可有利于工作而无伤于调养，实为至要。

大生地一两，黑玄参五钱，制首乌一两；龟腹甲（盐水炙）一两，炙鳖甲五钱，煅牡蛎一两；杭菊二钱，白蒺藜四钱，钩勾三钱；连翘心三钱，炒枣仁三钱；川断三钱，桑寄生五钱；陈佛手一钱，乌药钱半。

上药共研细末，每服一钱，口服3次，开水调服。

另：六味地黄丸三钱，早吞（长服）；天王补心丸二钱，晚吞（短服）。

按：白某病历8年之久，正是正虚邪恋、虚实夹杂之证也。初诊先从调气和络入手，以缓解一身之病痛。二诊以活血和络，养心宁神。三、四诊在于清理痰气，温化血脉为主。五诊由清理转入培养。六、七诊专力于心肝二经以清彻其郁火。八诊在于清肝降气。九、十诊注重用介类潜阳佐以清心肝，利痰气。十一、十二诊大功将成，故循而进益之，大力填补，以竟其功。此案之治颇为复杂，或活血通络，或化痰宣气，以去其附丽之疾，重在清心肝之郁火、潜阳存阴以治其致病之本。由渐痊愈，诚不易也。

（九）结语

　　吾所经治之百郁病（神经衰弱）多矣，治者恶其扰，患者苦其累，神经布于遍体，病情涉及周身，因而名为神经衰弱自有至理。而吾国所谓百合病、虚劳病等，甚难概括其症状和病情。因此，不得不深省其致病之由、成病之因而加以考核之，以求其精要。14 年来，在党发扬中西医团结与培植之下，不得不精审而研究之。查百郁病首要症情，必先指其头面而言，头木、头热、头掣、头眩、头痛；若论其情绪，必叹息、郁闷、含泪、烦懊、梦扰。前者属于火，后者属于郁，火以阻遏而成郁，郁以火炽而猖狂，火炎一日不熄，瞀闷一日不解，故治旨必先从二火入手。心神通于脑，肝性达于筋，其为患也，至周且偏，至深且远。火炎得熄，滋泽自兴。乐建设之蓬勃，忻任材之广博，不得不尽力以抗顽疾而卫人民。聊以尽吾在建设社会主义上稍尽微劳，非敢故作奇异之音以自欺欺人焉。

1963 年 6 月定稿

五、
肝胆热结证之研究

（一）前言

原夫气以融为通，若或有余便成火矣。其在转化津液、输摄营血上，为人生之根本。故气之为用，至要且大。但气之为病，尤其繁杂，极易为六淫、七情、九气所扰。大凡自外之内者，其病多始于肺；自内之外者，其病多始于肝。肝属木，性喜条达，既能升火，又善动风，其性刚烈难驯，传誉为将军之官。《内经》有云："肝气热则胆泄口苦，筋膜干；筋膜干则筋急而挛，发为筋痿。"观夫现今之时，罹肝胆之病者日有所见。就西医所谓肝炎也、肝肿大也、胆结石也，皆此之属，是病痛苦甚矣。就吾临诊所见所闻，有经手术治疗者，其效甚速，惜其有二次、三次之手术者，虑其不胜，心焉忧之，乃广为访学，深事研究，窃愿将中医之学理贯以西医之学说，再配合中药之精义，乃得治疗之方法。刚则惧其滋变，柔则嫌其乏功，良以病之变无涯，而知焉有涯。医之难为也，如是焉夫！吾老矣，无能为进，聊尽所知以贡献之，亦为治病救人之剂耳。

（二）定名

肝肿者、胆结石者，在吾国医药文献中虽无此精细记载，然其为肝胆之病变，确有相通之处。肝与胆表里相配，同属于木，但有甲乙之分。肝属甲木，为将军之官，其体柔而用刚；胆属乙木，为中精之府。迨其肝胆热结则为病甚矣，木性喜条达而恶抑郁，抑郁发火即所谓"气有余便是火"也。或阴薄而木枯，枯则着火。因此，气火易于相因而为病，甚至窜扰而耗伤营阴。先哲薛生白云："肝热则胆亦热，故胆汁溢而口苦。"血海干枯，筋无以荣，是因肝热而及于胆，表里合病，液炼成石，相因之用被阻，膨胀之痛必剧，肋胁同为肝胆之分野，乃名之曰"肝胆热结证"。既言其病变之部位，又亦以病机之转化，使治者知所警惕，俾可进而研究之。

（三）病因

肝为将军之官，谋虑出焉；胆司中正之职，决断出焉。其或因情志之感触，忧闷抑郁，情怀不畅，致肝失疏泄而郁闷日久，势必火焰猖狂灼烁沸腾而成肝胆热结证，此其一也。且肝为藏血之脏，有赖营血以养之、阴液以濡之，若然积劳匮乏，气阴耗伤，木失滋养，必枯燥而生火为患矣，此其二也。间有因平素嗜饮、恣食厚味者，多以积热而留饮，膏粱厚味性尤黏腻，易于蒸变而生热炼痰为火，并可壅气凝血而转成热结之证，此其三也。复有因余邪未清、留恋为患者，自他脏病变波及而受病者，皆为肝胆热结证。致病之因也，或此重而彼轻，或相互而为患，变化甚多，精审为宜。

（四）肝胆热结证之病机

肝胆热结证，在于热之与结。热者，为气火之升浮；结者，为津液之瘀结。因气郁木枯，发火生热，壅滞气机，烁炼津液，液炼则瘀结而不通，不通则痛矣。若析而观之，肝肿大之热结证重在气火，胆结石之热结证偏于血热。至于火之与热，相类而又别。热之为患，流通则自化；火之为病，偏胜则窜扰。人身本有火，为少火者可以壮气，为壮火者可以食气，尽在偏胜与否耳。且火可生热，热亦可化火，其循环之机而有相引之用也。

肝病热结，则为肿胀。因劳乏阴亏而血海干枯，肝失濡养则气郁火升，气火之升逆，郁热之内蒸，而致肝热胆泄，灼烁更盛，气涌为胀，热甚为肿，是肿胀成矣。有如《内经》云"诸胀腹大，皆属于热"则也。肝因热结而肿胀，则其气复易于窜扰而为患。火升则头晕目花，气窜则胸闷肋痛，更能刑肺金、克脾土、犯心火、汲肾水，诸端形症尽由是而生。火旺则气易窜扰，气涌则火见猖狂。斯时也，气火之升逆则系于肝，故古人有云"上升之气自肝而出"，此之谓也。其病之始也，因于气火；及其传变也，复因于气火。

肝每移热于胆，胆热进而烁炼液汁，且胆受肝火之熏灼，其管壁势必肿胀，液汁亦必浓厚，稠厚之胆汁流经胆管，不利于输布，每易停蓄；熏灼日久，凝炼胶固而结石成矣。是以结石者，实为液汁凝结之坚者也。及石成胆病，则火益烈于肝，遂致缠绵不已，每见转折不利而引痛，其苦万状。

肝胆热结证，有因气涌，有因液结，其源皆本于火。可见肝木之炎威为害至酷，外张则动风抽掣，内灼则烁液涎枯，使阴阳之升降、血脉之流利、精液之运转、脏腑之生养无一处不蒙其害。于是，一身乏力、不耐劳作、神疲倦怠种种形症由之而生。

（五）肝胆热结证之症状

肝胆热结证以胁痛为主症，肝病内舍胸胁，《灵枢·五邪》云："邪在肝，则两胁中痛。"《素问·刺热》云："肝热病者……胁满痛。"《灵枢·邪客》曰："肝有邪，其气流于两腋。"肝舍于肱胁，故胁痛，痛属于肝。足见胁痛之病本属肝，亦涉及胆，以二经之脉皆循胁肋故也。

且胁痛有左右气血之辨乃出自诸家之所说，未便遽而确信也。总之，左右两胁者，为肝气出入之道路，只宜以有形无形为辨。脾血积为有形而不移，或坚硬而拒按；肝气痛则流行而无迹，或倏聚而倏散。余则随其所成而应之，尚有因行动伤及肝胆气逆不顺而胸胁痛者，不可不辨。

胁痛者，为气火郁滞横逆而致。其于火，又有肝火、胆火之不同，可不辨乎？

肝火之状貌也不一。其火上升于颠，则病厥头痛；火而冲于目，则目白绕红丝，视之见星星；其扰于本经者，为急躁而易怒；火之传于筋，为肢络抽掣；火或郁而气闭，为面色变青；火或乘于胃，为上逆作吐；火之伤于脾，为易于便泄；火之刑于金，为干咳不已；火而劫于阴，为口燥咽干。胆火之状貌，为口苦太息，胁痛不能转侧，面有微尘，体无膏泽，下气逆上，轻则渐苏，重则即危，苔多干黄而带苦，脉常弦而带软。

（六）肝胆热结证之治则

肝胆热结证虽为肝胆同罹病变，但因其表里相关，调治宜侧重于肝。若肝不移热于胆，则自然安和而流通，但得肝无积热，则胆无受炼之窘而肝木自和，肝胆安和则表里相得矣。

大抵治肝之法，其郁也，当求于疏泄；其急也，当养之以甘缓。是谓肝苦急，急食甘以缓之，酸甘得以敛阴，苦降得以泄热，滋润得以益阴。余也，当着意于利溺以泄心火，通腑以泄肠火，俾可使火热有所出路，火热得泄，邪结自除。气不涌滞，液不凝结，清净之腑不复瘀积，升浮之气便能自如，所谓升降出入得调，即可安然而无恙。

治肝之法，尚须善调肝气、肝火、肝阴。肝阴不足，可致火旺气滞，而火旺气滞亦使肝阴受损。肝火宜清，肝气当疏，而肝阴则须养之。清肝火者，有虚火、实火之不同，实者用龙胆泻肝丸以降折之，若大便不通者，可用当归龙荟丸；虚者用煅石决明、炙鳖甲以潜降之，或用龟甲、牡蛎、白芍之类以柔养之。养肝阴法宜甘寒滋泽，轻者用

万病惟求一通

生地、首乌、玄参，重者用首乌、鳖甲、白芍。清者为标，去克伐之邪火；养者为本，柔之则肝木不燥。阴足则火潜，火泄则阴亦复。但在清养之际，尚应疏调肝气，气得条达，则火不郁伏，气得流畅，则阴可自复。疏气可用青皮、煅瓦楞粉、沉香曲、枳壳、陈佛手等味，随症变化而应用之。清火、养阴、疏气用以泄热化结，但需权衡其轻重耳。

至若消肿化石，亦为应病之要，不得不加以研究之。消肿瀋管者，治以清平散；化石祛结者，主以丁丁汤。参以清肝、疏肝、养肝之味而应用之，俾可应机尽善而使病无遁形。

（七）应用之方药

1. 清平散

组成：左金丸钱半，龙胆草二钱，蒲公英一两。共研细末，每服一钱，日服 2 次，作六日服。

功能：解痛消肿，行气化热，滋肝凉胆，瀋管和络。

方解：左金丸借酸性之力，导苦寒之性入于肝以解热止痛；龙胆草取苦寒沉阴，下引入肝胆以泻火；蒲公英苦寒泻热解毒，散气滞，消肿毒。以上三味苦寒泻热，既可清肝又能效及于胆，佐以双和饮以调服之。

2. 双和饮

组成：青皮，煅瓦楞粉；枯芩，夏枯草；白芍，煅牡蛎；制首乌，炙鳖甲；沉香曲，炒谷芽。

方解：青皮、煅瓦楞粉调气镇逆，枯芩、夏枯草清泄肝胆，白芍、牡蛎益阴潜阳，首乌、鳖甲滋阴养肝，沉香曲、炒谷芽助运醒胃。

附：本饮加减法

（1）导下：瓜蒌仁泥、火麻仁泥。

（2）清心：竹卷心、连翘心。

（3）健力：川断、桑寄生。

（4）痛连右腹侧：忍冬藤、红藤。

（5）溺赤：黑栀、白茅根。

（6）宁神：朱灯心、连翘心。

3. 丁丁汤

组成：生鸡金、广郁金；青皮、煅瓦楞粉；丝瓜络（红花三分泡汤炒）、延胡索（生）；枳壳、陈佛手；蒲公英、夏枯草；马勃、土贝；黑栀、生甘草。

功能：伐木以化石，破瘀以定痛，清热以消肿。

方解：鸡金、郁金破血消坚，青皮、煅瓦楞去瘀定痛，丝瓜络、延胡索行瘀通络，陈佛手、枳壳宣气宽胸，蒲公英、夏枯草消肿清热，马勃、土贝消肿解毒，黑栀、生甘草降火清热。

4. 宣郁汤

组成：柴胡、枳壳；白术、白芍；青皮、竹茹；炙鸡金（春砂仁末八分同拌）、炒谷芽。

功能：解郁宽怀，条达气机。

主治：肝郁而心中烦闷、含怒而两胁肋引痛及脘腹气胀、少言寡语者。

5. 调气饮

组成：左金丸（吞）、白芍（甘草同炙）；春砂仁末（后下）、青皮；煅瓦楞粉（包）、沉香屑（后下）；绿萼梅瓣、陈佛手。

主治：肝气窜扰，上下冲逆。适用于肝亢而气机横肆，上则嗳吐，下则胁胀，得矢气乃快者。

以上二方主于治气。

6. 通达饮

组成：龙胆草、丹皮、连翘；黑栀、杭菊、紫贝齿（生）；煅瓦楞粉（包）、沉香曲、火麻仁泥；夏枯草、枯芩、生杜仲。

功能：镇定肝火，泄热通降。

主治：肝木偏亢之证。肝性刚烈难驯，每有直升直降之慨，而引起通降失常或阻或塞。所谓积热蒸火，积火聚痰，若头部热痛，两胁疼痛，非直折之难以图功。

7. 益阴煎

组成：大生地、制首乌、黑玄参；龟腹甲（水炙）、炙鳖甲、煅牡蛎；白芍、炙草、生杜仲；连翘、炒枣仁、远志肉；煅瓦楞粉（包）、沉香曲。

主治：肝木亢烈，营阴耗乏。

虚阳之上轰，半由阴液之耗乏，半由情性之躁急。调养与习静，未可偏废也。《易》云：动则生阳，静则生阴。洵至理焉。

以上二方主于治火。

附：胁痛之随症加减法

（1）胁痛而郁闷纠缠者：逍遥散、丹皮、鳖甲。

（2）胁痛而小便热赤者：龙胆泻肝汤为意。

（3）胁痛而热象尤甚者：左金丸或当归龙荟丸。

（4）胁痛而气化不甚通利者：局红新绛[①]、橘络；丝瓜络、青葱管。

（5）胁痛而瘕攻气顶者：旋覆花、煅瓦楞粉。

（6）胁痛而气顶，甚至频频作吐者：代赭石（煅）、沉香屑（后下）。

（7）胁痛而平素以腑垢艰涩而蒸热积气作痛者：瓜蒌仁泥、火麻仁泥。

（8）胁痛而积食阻气、窜扰作痛者：青皮、延胡索；广木香、范志曲。

（9）胁痛而按之较舒者：白芍、甘草。

（10）胁痛而虚阳冲逆者：玄参、鳖甲、白芍。

（11）胁痛而坐卧不宁、作躁作烦、形肉瘦削、失其濡养者：首乌、白芍、玄参、鳖甲、龟甲。

---

① 局红新绛：用红花泡水制丝线，以替代新泽（茜草）。即《金匮要略》旋覆花汤意。

（八）病案举例

【例一】

黄某，男，36岁，某船厂工人。

黄某之病，症情至为险重而复杂。骨立枯槁，形体瘦削，治之颇觉棘手。当宗缓中取急、急中取缓之法，徐徐引进，散而收其效，缓而止其痛。来诊时，渠称曾患胆结石，虽作手术治疗，术后又复结石，再次开刀取石。如是者，达四次。胆囊切除，又见肝管结石。体力衰惫，不堪再责之刀圭，姑予以中药治之，先后治理历九阅月，方投百余剂，始得痊可而转健，照常复工。今年元旦，前来祝贺，相见之下，互为快慰。确为得意之治案，虽达三十余诊，亦不惮其繁，姑择要而述之，愿读者谅之。

初诊：1961年10月7日。经检查为肝管结石，左肝管结石已清，右肝管结石依然。右胁引痛不已，目黄，溲赤，由于郁热蒸变，炼液成石。当宗清肝热、通肝络之旨为法。

左金丸一钱，龙胆草钱半，蒲公英一两。共研细末，每服二钱，日服2次，开水调服。

二诊：1961年10月14日。肝管结石，其为热结可知。一身乏力，积虚之躯而病缠不已，当一边清肝，一边滋肝，方可由渐平复。

左金丸钱半，龙胆草二钱，蒲公英一两。

共研细末，每服二钱，日服 3 次，用下药煎汤调服：大生地五钱，黑玄参五钱，炙鳖甲五钱；淡芩钱半，黑栀三钱。煎汤调粉药。

三诊：1961 年 10 月 28 日；四诊：1961 年 11 月 4 日。情况无甚出入，汤方加减送粉药。

五诊：1961 年 11 月 11 日。头胀、眼花、怕光、耳响、口干、怕烦、肢酸，积病体乏，当于疏调之中兼以补肝益肝。

清平散一料，日服 2 次，每次一钱，用以下汤药调服。

六味地黄丸（分 2 次吞）四钱，制首乌四钱；炙鳖甲（盐水炙）四钱，炙龟甲（盐水炙）四钱；白芍四钱，黑玄参四钱；杭菊两钱，夏枯草四钱；川断三钱，金毛脊四钱。煎汤送粉药。

六诊：1961 年 11 月 18 日。因外感转方，从略。

七诊：1961 年 11 月 25 日。胁痛、头晕、目花、口干，一身酸痛，病情无大出入，当徐谋之，以复其所虚。

白芍（甘草一钱同炙）钱半，料豆衣四钱；左金丸（分 2 次吞）一钱，川石斛四钱；青皮钱半，煅瓦楞粉（包）一两；杜仲钱半，金毛脊四钱；制首乌五钱，六味地黄丸（包）三钱；炙鳖甲（盐水炙）四钱，炙龟甲（盐水炙）四钱。

八诊：1961 年 12 月 2 日。药后安和，原方续进，改为研末吞服。

九诊：1961 年 12 月 9 日。口干淡，胁时痛。肝胆病后，本脏既耗，余热未清，积乏之躯，急应从本而治，俾可转入健复。

龙胆泻肝丸（分 2 次吞）三钱，料豆衣四钱；炙鳖甲一两，白芍三钱；制首乌四钱，龟腹甲（水炙）四钱；煅瓦楞粉（包）一两，青皮钱半；杜仲钱半，金毛脊四钱；川断三钱，桑寄生五钱；六曲四钱，炒谷芽五钱。

十诊：1961 年 12 月 23 日。药后较好，前方去龙胆泻肝丸、料豆衣，加左金丸钱半，共研细末，每服一钱，日服 3 次，开水调服。

十一诊：1962 年 1 月 6 日。舌白黄，口干黏。劳则心慌，背酸乏力，便通溲利。肝胆病后，滋肝益阴，清热养心，亦良计也。前方去川断、桑寄生；加炒枣仁三钱，远志肉钱半，大生地四钱。共研细末，每服一钱，日服 3 次，开水调服。

十二诊：1962 年 1 月 13 日。胸次不畅，口干淡黏，背酸乏力，便艰溲通。尚在益阴以和络，疏气以清热之时也。

桑叶三钱，白蒺藜四钱，杭白菊二钱；玄参四钱，鳖甲四钱，白芍三钱；枳壳钱半，青皮钱半，煅瓦楞粉一两；杜仲三钱，川断三钱，金毛脊四钱；炒枣仁三钱，远志肉钱半，左金丸（分2次吞）钱半。

十三诊：1962年1月20日。胸闷，咳不畅，口干淡黏，胁痛背酸，便通溲利。创钜痛深，一时难复，尚须轻轻重重而调养之。

桑麻丸（包）四钱，杭菊二钱；大生地四钱，龟腹甲（水炙）四钱；青皮钱半，煅瓦楞粉（包）一两；白芍（甘草一钱同炙）三钱，左金丸（分2次吞）钱半；杜仲钱半，金毛脊四钱；远志肉钱半，炒枣仁三钱；川断三钱，桑寄生五钱。

十四诊：1962年1月27日。症情无进退，前方去桑麻丸、杭甘菊、杜仲、金毛脊；加制首乌五钱，炙鳖甲五钱。

十五诊：1962年2月3日。前方加煅石决明五钱，朱灯心五分。

十六诊：1962年2月10日。便通口淡，胸次较畅。虚乏之体，当然培养为是。在虚虚实实之间，尚须调补双用为旨。

制首乌五钱，大生地五钱；龟腹甲（水炙）五钱，炙鳖甲五钱；醋炒青皮钱半，煅瓦楞粉（包）一两；白芍（甘草一钱同炙）三钱，远志肉钱半；川断三钱，桑寄生五钱；蒲公英五钱，冬瓜子五钱。

以后本此旨出入为治，调理月余至二十二诊，由渐康复，所加减之药物为左金丸、蒲公英、杜仲、牛膝、陈佛手等。半天工作，因劳乏又值盛暑之令，胁痛复作，良以劳则热张也，故再来求诊。

二十三诊：1962年4月7日。肝管结石，渐次平复，值此雨湿之令，湿热交蒸，复经劳乏，尚觉微微引痛，应再事清理之。

清平散一料，每服一钱，日服2次，用以下汤药送服。

六曲四钱，宋半夏三钱；陈皮钱半，西茵陈三钱；川断三钱，桑寄生五钱。煎汤送散。

此方连进四周至二十七诊。后两周于汤剂中加生地五钱，首乌五钱，龟甲五钱，鳖甲五钱，白芍三钱，甘草一钱。

二十八诊：1962年5月5日。舌黄，口干，脉软弦，右胁疑似隐痛，眠食便溺一切如常。当再进以益阴养肝，清热和络之法。

蒲公英五钱，左金丸钱半；制首乌五钱，大生地五钱；炙鳖甲五钱，龟腹甲（盐水炙）五钱；白芍三钱，甘草一钱；青皮钱半，煅瓦楞粉一两；川断三钱，桑寄生五钱；牛膝钱半，杜仲三钱；冬瓜子五钱，陈佛手一钱。

共研细末，每服一钱，日服 3 次，开水调服。此方连进 11 天。

二十九诊同二十八诊。

三十诊：1962 年 5 月 26 日。剧恙初安，虚乏未复，每一劳累便骨痛，体倦枯槁，育阴潜阳尚不可忽也。

当归丸六粒，白芍三钱；青皮（醋炒）钱半，煅瓦楞粉一两；川断三钱，金毛脊四钱；杜仲三钱，桑寄生五钱；左金丸（分 2 次吞）钱半，蒲公英五钱，陈佛手一钱。

三十一诊：1962 年 6 月 2 日。一切情况诸臻安善，汤剂粉药并进而培养之，亦属病后调理健复之要图。汤剂用三十诊方，粉药用二十八诊方。调理月余而痊可。

按：黄某之病，迁延日久，症情复杂，甚属棘手。其病起也，始于胆结石。胆石之形成，由于肝热进而移热于胆，乃得炼液稠浓而成石，阻闭络道，瘀阻血液之运行，耗烁阴液，使肝木失其濡养，则气火易于猖狂。气窜则胁痛、胸闷、头晕，阳升则目花、心跳、口干，俱为气阴两耗之征。

虽经手术取有形之石，而无形之火热依然郁结，是以旋取旋生，一而再，再而三，历经四度之多，迄未得解结石之痛苦。斯时也，虽欲再事剖取，已不可能矣，姑予药石以拯之。入手之治，首重清肝胆之郁热，化存留之结石。处以左金丸、龙胆草、蒲公英清热消肿，通瘀化石，以粉剂服之，冀其缓缓得力，可祛邪而不伤正。虑其孤军力薄，佐以汤剂以助其力，并筹兼顾。良以病源系于热结，病体属于阴伤，故于清热消肿之际，佐以益阴、养肝、培元祛邪之策，乃本是旨以立方。七诊之后，随病情之进展而变化之，不外乎养阴滋木（首乌、玄参、鳖甲、龟甲）、柔肝生津（白芍、料豆衣）、泻火清热（左金丸、龙胆泻肝丸、大生地）、疏肝理气（煅瓦楞粉、青皮）、培补肝肾（川断、金毛脊、杜仲、桑寄生）、健脾助运（六曲、谷芽）、养心宁神（远志、枣仁）、消释内肿（蒲公英）、清金抑木（冬瓜子），前后十六诊，皆本此法而进退为用。数月以来，渐次转健。继由于半天复工，又值盛暑之令，虚体不胜劳之而病湿阻。稍由反复，再来求诊，重循旧治之旨，处以清平散，佐以汤剂。虽因于暑湿之令，治则无伐天和，燥湿烁阴，当权其轻重而兼顾之。方用六曲、宋半夏、陈皮、西茵陈、川断、桑寄生，连用四周，微有出入。二十八诊后，又复转入调养清解，重在益阴养肝、清热和络，本此旨而增损之，渐次得以健复工作。全按之治旨，可分为四段：前两段分别从清热消肿、益阴养肝为治；后两段治法相同，但因时令之差别、病机之变化，又复不同，是为同中有异。案长不能细绎，愿读者细玩曲折而审视之。

【例二】

孙某，男，53岁，延安西路737弄95支弄127号。

初诊：1963年6月16日。胆石症两年未发，兹则右胁剧痛，连及后背。口干，便艰，溲赤，无一非热象火炎。急当苦降以制火，通下以泄热。

左金丸钱半，龙胆草二钱，蒲公英一两。共研细末，每服一钱，日服2次，用下药煎汤调服。

青皮（醋炒）钱半，延胡索钱半；冬瓜子五钱，煅瓦楞粉（包）一两；马勃八分，土贝（杵，包）二钱；火麻仁泥五钱，黑栀三钱；炒枯芩钱半，六一散（包）四钱，通草一钱。

二诊：1963年6月29日。经检查，旧石已化，新石又生，大如绿豆。口干胁痛，脘胀得矢气乃快，便通溲赤。此乃炼液成石，火郁气滞而致为患也。

生鸡金三钱，郁金一钱；丝瓜络（延胡索钱半泡汤同炒）三钱，青葱管（后下）一尺；土贝（杵，包）二钱，马勃一钱；青皮（醋炒）钱半，楂炭三钱；左金丸（分2次吞）钱半，黑栀三钱；莱菔子（炒）四钱，白茅根（去心）一两；夏枯草三钱，六一散（包）四钱。

三诊：1963 年 7 月 4 日。胆结石，右胁痛，波及口干、龈痛、目花，皆属肝火上下充斥，当宗前旨清泄肝热以缓和胆病之不胜。

方同二诊。

四诊：1963 年 7 月 9 日。郁滞稍见消释，肝火尚未潜降，右胁痛时作时止，当专力清泄肝火，以杀其炎威。

生鸡金四钱，郁金一钱；丝瓜络（延胡索钱半泡汤同炒）三钱，橘络二钱；马勃一钱，土贝（杵，包）二钱；青皮（醋炒）钱半，保和丸（包）四钱；左金丸（分2次吞）钱半，夏枯草四钱；白茅根（去心）一两，六一散（包）四钱。

五诊：1963 年 7 月 14 日。口干，自觉右腹胯筋络板紧，仍宗清热和络之旨以治之。前方加红藤五钱，银花藤五钱。

六诊：1963 年 7 月 18 日。药后右腹胯板紧已好，胁痛见减，惟阴伤而见口干。当益阴以生津，消肿以和络。

川石斛（先煎）四钱，炙橘白钱半；丝瓜络三钱，橘络二钱；马勃一钱，土贝（杵，包）二钱；煅瓦楞粉（包）一两，左金丸（分2次吞）钱半；白杏仁四钱，冬瓜子五钱；青葱管（后下）一尺，鲜荷梗一尺。

七诊：1963年7月23日。右胁痛减而不净，火得泄而木仍失其濡养，本虚标实之病，当再泄热以通络。

生鸡金（研末分3次调服）三钱，郁金一钱；丝瓜络（延胡索钱半泡汤同炒）三钱，橘络二钱；左金丸（分2次吞）钱半，煅瓦楞粉（包）一两；楂炭三钱，莱菔子（炒）四钱；土贝（杵，包）二钱，马勃一钱；白杏仁四钱，冬瓜子五钱；鲜荷梗一尺，六一散（包）四钱。

八诊：1963年7月30日。药后尚觉安和，当于清泄之中增入滋养之味，以柔和其络气之窜扰也。

生鸡金（春砂仁末八分同拌）三钱，郁金一钱；左金丸（分2次吞）钱半，煅瓦楞粉（包）一两；马勃一钱，土贝（杵，包）二钱；忍冬藤五钱，丝瓜络（延胡索钱半泡汤同炒）三钱；炙鳖甲五钱，白芍三钱；白茅根（去心）一两，夏枯草四钱；鲜荷梗一尺，碧玉散（包）四钱。

按：孙某患胆石症由来久矣，十年之中反复发作，经吾调治，数度告愈。缘由本质阴薄肝亢，劳累耗损，阳张火炽，炼液成石，因此旧石化而复结。症见口干龈痛、脘腹胀滞、筋络板紧、便艰溲赤，皆为肝火窜扰之象也。治主重在清泄肝火，其法有三：清本经之郁火，用左金丸、夏枯草；泄脉络之伏热，用白茅根、忍冬藤，更益以六一散、黑栀、火麻仁泥、莱菔子、通草等以通便利尿，使其郁伏之热得有排泄之路；以生鸡金、郁金化石，马勃、土贝消肿胀，至于疏气则有青皮、煅瓦楞粉，和络者有丝瓜络、橘络、青葱管等。皆本吾求通之旨以治之。六诊渐渐益以扶本，先以杏仁、冬瓜子以养肺以制肝，使金得清肃以监之，则木不得以横肆，继用鳖甲、白芍柔敛清滋以清余波、以培本元，经治月余，又见告愈。

从事十载于兹矣，几度沉疴得能一而再、再而三而定之，诚非易易也。

【例三】

王某，女，21岁，长乐新邨6号。

初诊：1962年11月28日。经检查肝肿大一指半，劳则作痛，面色㿠黄，带多，便通溲利。病经三年，体力匮乏，当专力治肝，更宜止带，方可固持其本源而消释其病患。

左金丸钱半，龙胆草二钱，蒲公英一两。

共研细末，每服一钱，日服2次，用下药汁调服。

青皮钱半，煅瓦楞粉（包）一两；冬瓜皮七钱，生苡仁四钱；沉香曲四钱，白扁豆四钱；乌贼骨五钱，愈带丸（包）五钱；车前子（包）四钱，西茵陈钱半。

6剂，煎汤调服药粉，连服半个月。

二诊：1962年12月16日。肝肿大一指半，药后减为一指。剧痛亦定，便通溲利，药既合宜，当宗前旨。粉药同前，汤药前方去白扁豆。

按：王某因劳乏过甚，积病阴亏，肝失润养，火易猖狂，阴薄气弱，统摄乏力，火旺气弱，带脉约束无权，所下颇多，体虚而湿热为患也。气火窜扰，显而易见，虽病延日久，但虚中有实。要在清肝火，疏肝气，兼以治带。主以清平散，佐以疏气、化湿、止带，但得气调火潜，邪去而正乃可转复。共诊两次，服药月余而差。在本年8月9日介绍其同学李顺满来诊，探知其药后肝肿大已痊愈，引为快慰。按虽简要，附此聊作启发之一助耳。

【例四】

柳某，女，18岁，新闸路沁园邨14号。

初诊：1962年9月11日。经检查肝肿一指，右胁引痛，劳则气逆，气逆则窜扰，且一身乏力，万勿过事劳累为要。当宗清肝热，泄肝火之旨以治之。

左金丸钱半，龙胆草二钱，蒲公英一两。

共研细末，每服一钱，日服 2 次，用下药煎汤调服。

青皮钱半，煅瓦楞粉一两；大生地五钱，制首乌五钱；炙鳖甲五钱，白芍（甘草一钱同炙）三钱；炙橘白钱半，料豆衣五钱。

煎汤调服粉药。

二诊：1962 年 9 月 18 日。肝肿一指，胁痛，阴虚则火旺，火旺则痰多，痰火相煽则多梦纷纭矣，乃宗前旨之方。

粉药同上。用下列方药煎汤调服粉药。

青皮钱半，煅瓦楞粉（包）一两；黑玄参四钱，连翘（带心）三钱；白芍二钱，料豆衣四钱；竹沥夏三钱，远志肉钱半。

三诊：1962 年 9 月 24 日。肝肿大一指，药后尚合机宜。兼有咳嗽，宜宣泄肺气以治标、疏达肝气以治本。

粉药同上。用下列方药煎汤调服粉剂。

青皮钱半，煅瓦楞粉（包）一两；紫菀（水炙）钱半，白杏仁四钱；竹沥夏三钱，六曲四钱；炒谷芽五钱。

四诊：1962 年 9 月 30 日。药后合宜，于前诊汤剂中去紫菀、杏仁；加白芍（甘草一钱同炙）三钱，料豆衣四钱，再进。

五诊：1962 年 10 月 9 日。肝肿大一指，右胁隐痛，腹侧胀滞，多梦纷纭。清肝火、疏肝气正在的要之时。慎之，以防病加于小愈。

左金丸（分 2 次吞）一钱，逍遥丸（包）四钱；醋炒青皮钱半，煅瓦楞粉（包）一两；六曲四钱，宋半夏三钱；泽泻三钱，蒲公英五钱；枸橘二钱，路路通三钱。

六诊：1962 年 10 月 21 日。胁痛已缓，腹胀亦减，病去矣，而正未复，急当转入培养之途，以希日臻健适。

制首乌五钱，炙鳖甲五钱，白芍三钱；左金丸（包）一钱，逍遥丸（包）四钱，煅瓦楞粉（包）一两；青皮（醋炒）钱半，枸橘二钱；蒲公英四钱，路路通三钱；朱灯心二分，保和丸（包）四钱；竹沥夏三钱，远志肉钱半。

七诊：1962 年 10 月 26 日。肝病虽见缓减，但劳则气血易于冲动而隐隐作痛。尚是邪热未清，宜再加以清理。

左金丸钱半，龙胆草二钱，蒲公英一两。

共研细末，每服一钱，日服 2 次，用下药煎汤调服。

青皮（醋炒）钱半，煅瓦楞粉（包）一两；枸橘钱半，路路通三钱；白芍三钱，料豆衣四钱；沉香曲（包）四钱，炒谷芽五钱。

药后安和，曾一度停药。

八诊：1962年12月4日。肝区痛波及胁背，当然不能持重急走，肝热清而未净，肝阴亏而未复，当相机策应之。

左金丸钱半，龙胆草二钱，蒲公英一两。

共研细末，每服五分，日服2次，用下药煎汤调服。

制首乌五钱，黑玄参四钱；炙鳖甲五钱，白芍三钱；青皮（醋炒）钱半，煅瓦楞粉（包）一两；枸橘二钱，路路通三钱；远志肉钱半，竹沥夏三钱。

九诊：1962年12月10日。肝区痛连及胁背，药后较为和缓，病本属于虚，虚则最虑蒸热为病也。粉剂、汤剂同前诊，连服两料而愈。

按：柳某情性急躁，禀质肝旺，攻读不辍，耗烁阴分，由是肝失濡养，易于阳升而火张，乃致气滞郁蒸热结而为肝区肿胀。病属阴薄肝亢，气火窜扰，炼液聚痰而为患也。处以清平散宣化肝胆之郁热，佐以汤剂以荡涤其热结之邪。法宜疏肝气以青皮、煅瓦楞粉、逍遥丸，清肝火以左金丸、蒲公英、连翘心，兼宣肺气以紫菀、杏仁、半夏、远志，再进滋阴柔肝以首乌、玄参、鳖甲、白芍、料豆衣而为培本之计。然则益阴柔肝与清火疏气宜相其病机、权其轻重而善用之，其计乃可得售。

今年七月，其母来诊，述及其女经服药调养半年来，肝肿已痊愈。夏间报考大学时，曾经全身体检，无异议，诚快事也。

六、
肺风、肺胀、肺肿之研究

（一）前言

客有询者：先生之治哮喘病者久矣，备受称许，其间有西医谓慢性支气管矣、支气管扩张、肺气肿者，亦所誉及，诚足以救疾厄也。窃尚疑之，先生操何术以治之耶？乃嘱门弟子某，转述而告之。

举凡治事，应悉其性情如何？远近如何？譬如救火，须先辨明其高下、测定其远近，乃定喷射之方位、压力之强弱。远者则压力要强，使水射之远；近者则压力要弱，使水射之近，但其灭火之旨一也。推之喘病，或由于气候不调，或由于操劳过度，或由于食物不慎，皆能触发而作喘。原西医之源有慢性支气管炎者、有支气管扩张者、有肺气肿者，其发病也，皆为喘咳痰嗽之形症；其传变者，则由于喘咳不已，淹经日久，逐步演进而成也。有轻重之别，有缓急之异，既不可以轻症作重症而违反病机，又不宜重症作轻症应付失宜，医者安可不明辨而慎思之耶？

积年来目击此疾多矣，为此不惜劳吾脑力、费吾精神以探求适应之方法。因而从研究温热性哮喘之质量，而旁及慢性支气管炎、支气管扩张、肺气肿之探讨，在今日中西医之团结合作，乃得知三者相因之关系、变化之机转，不得不暂时假定其名为肺风（慢性支气管炎）、肺胀（支气管扩张）、肺肿（肺气肿），俾可便于研究。师古法，泥之方药，贵在得其神髓而不执着；学新知，解剖生理，贵在撷其精要而不附会。不执旧以偏旧，不执新以偏新。匠心独运，融会贯通，神而明之，庶乎其可。

（二）定名

原肺风、肺胀、肺肿之名，均为吾研究时所假定，谋便于顾名思义，应机治疗而设。此三者，实为喘病一系列之变化，而成为不同阶段之状况。肺风也（慢性支气管炎），每因时邪而咳喘，病之较浅者；肺胀也（支气管扩张），久咳不已，痰气涌塞，为病之较重者；肺肿也（肺气肿），肺气郁结，窒塞不畅，膨胀而肿，为病之重者。

（三）症状

临床见症，三者均以咳喘为常见。或因外感而诱发，或因劳累而致病。其咳也，多为阵咳，且以寐醒为甚；气急短促，甚者不能平卧；或咽间痰嘶，或咯吐不利，痰或如泡沫，或如韧胶，置之可见分层；胸闷肋痛，肺与大肠相表里，脏病及腑，或时见便溏、便秘。一旦平复，又如常人矣，但其咳喘终究缠绵不已。肺风，以咳嗽为常，止作频频；肺胀，为久咳而易于动本，络伤而血溢，常见吐血，满口盈盆；肺肿，以气闷为主症，因气机之涌塞而见窒息。至若有外观之形症，肺胀常见杵状指，肺肿多有桶状胸，可参合以证之。

（四）病机

揆度三者症情之起源，有若阶梯之进展，由表及里，由浅而深，由轻变重，虽有高下之分，实乃同一系统。其始因也，为膈有胶固之痰，外遇非时之感，辗转流连而酿成三者之病变矣。仅就本人拙见所及而细剖之。

肺风者，先必感其热，继又束其寒，邪郁于肺，金失清肃，肃降之令不行，痰既阻滞，气益失宣，升塞之势加甚，时作时缀，缠绵不已，转成肺胀。肺胀者，气聚也，痰凝也，热结也。热结则气冲，痰凝则艰咯，气聚则上涌，涌极则络伤，而血溢满口盈碗而来，情景骇然。积病体乏，转化无权，久而久之，演成肺肿。肺肿之患，惨且酷矣，痰凝胸中，阳气为之窒息，气络阻滞，热蕴而肿胀。时而汗泄于上，气涌也；时而啬啬恶寒，阳虚也。坐既不安，卧又不便，眠食违常，肢体乏力。此类病症最为困人，每因其迟且缓，人皆玩而忽之，故蒙其害者，恒至不可救焉。病变之源，在于痰之与气；受害之处，在于肺与气道。痰阻则气滞，气滞则运化无权、津液输布乏力，复因灼烁，痰气益形涌塞，邪害空窍，治节之令不行，势必累及脾土，所谓"饮食入胃，游溢精气，上输于肺"者，因肺而侮及于脾也。病延日久，化源耗竭，肾阴亦亏，根株受伐，而肾本动矣，故云"新病治肺，久病治肾"也。

若从虚实言，肺风为病之初阶，邪虽恋而正不甚虚，为实多虚少之证；肺胀为病之渐进，气机壅塞，脏气膨胀，每易伤络而溢血，病属七虚三实；肺肿为病之尤深者，为虚实交结之证，其时聚痰痹络，壅气阻塞，胸次压紧，上下不通，呼吸急促，胸次高胀，闷塞难支，升则不得越，降则不得泄，肺窍尽为厚痰支塞，故其治法只有滑润、利气、豁痰，以望纤屑之出路。

（五）治则

观夫肺风、肺胀、肺肿，病在胶固之痰、涌滞之气，务求豁其痰，平其气，肺得清肃，而治节之令始行。然则三者有阶梯深浅之不同，又须权衡轻重而治之。

肺风，应以解表攻痰为主，以平定其气鼓痰涌之势也。（可参阅《温热性哮喘之治疗》）

肺胀，体力惫矣，病亦剧矣，以清肺化痰、扶正止血为旨。络伤血溢，亟宜止血为急务，乘其血止病定，立即补以培补调理之法。扶正以为本，祛邪以缓病，且防其由渐入深而成为肺肿。

肺肿，负病久而又久，体质弱而再弱，虚实交结，攻则恐其体力不支，补则更虑增其闷塞，是时进退维谷，着手不易，姑拟轻微润宣，以透其迂缓之气，利痰消肿，以通其窒塞之机，但求缓减其气道之阻塞，而致力豁痰、消肿、宣气耳，贵在得通也。总而言之，肺胀以驱邪扶持为主，肺肿以通气、化痰、消肿为要，肺胀宜补而肺肿不宜补。乃定扶济、旋转二散，分别以应之。

或问：既云肺肿为病之更深者，而反不宜补，惑不解焉，请明析之。善哉，是问：夫肺胀者，为七虚三实之证，时见咯血，病而泄也，势在进展，暨宜扶持。且痰气之涌滞未若肺肿为甚，补之既可防其正弱邪恋、痰气壅滞而渐变为肺肿，又无闷塞阻滞气机之虞。气得益则充，可流布津液而运化痰浊，是补亦通也。肺肿者，为虚实交结之证，痰涌气阻，甚形闷塞，病而不泄也，症延日久，益见匮乏，因其虚而气更弱，气弱即气滞，痰气倍形涌逆。若仅虑其虚弱而忽视其涌滞予以补，徒增痰气之涌塞，无助于气机之流畅。主以化痰、通气、消肿，气道流利，气化自能运解，是通亦补义。在此通补之间，岂能仅按病程之长短而贸然定乎？

至若化痰理气，须权衡其轻重而进退之。痰浊涌滞肺窍，非宣化无以行清肃之令，但须分其因寒因热、因燥因湿，察其痰液之浓薄稀稠，观其痰色之黄白黑青以辨之。然后予以或清、或燥、或淡渗、或滑润以化之，以豁之。痰之甚者，尚可予以坠痰，用代赭石、白石英、沉香屑等。痰浊涌滞，充斥胸次，有若阴霾之迷蒙，阳气为之凝滞，输布转见乏力，故于化痰之际亦须理气，有宣化肺气者（枳壳、桔梗），有平降逆气者（旋覆花、生蛤壳），有固肾以纳气者（七味都气丸），有健脾以运气者（参苓白术丸）。

万病惟求一通

气得运化，痰亦得治，应相须相因而应用之。

肺风、肺肿，病久体乏，虚而多病，或时感风邪，或罹有宿症，如冲心痛、胃脘痛。若等形症，未可单恃扶济散、旋转散以外治也。或先解表邪，急则治其标，或顾及宿疾，疾缓则调复其本，方可不偏不倚。更有止血，尤须慎之，若急用苦寒，猛进固涩，际此狂澜之势已张，涌塞之机复见，皆非所宜也。只可于清气、凉血、和络之中见功夫，每用蚕豆花、枯芩炭、十灰丸、白茅根而得效。

治肺之法创用以来，颇见成效，足以御疾。血吐者得止，气喘者得平，能使其少发而渐次不发也，由不能工作而恢复工作者，有一年不发者，有数年不发者。但如此艰深缠绵之病，非长期珍护之不足以竟全功，岂容玩忽耶？

（六）方药

1. 扶济散

组成：橘白（蜜炙）钱半，川象贝各二钱；炙鸡金三钱，生苡仁四钱；炒枯芩钱半，十灰丸四钱；生百合五钱，马勃一钱；制首乌五钱，肥玉竹五钱。共研细末，每服五分，日服 4 次，开水调服。

适用：肺胀者。

功能：清热止血，润肺消肿，平气培本。可常服之。

方解：橘白、川象贝润肺化痰；炙鸡金、生苡仁化湿运痰，且生苡仁又有补肺之功；炒枯芩、十灰丸清肺止血；生百合、马勃养肺消肿；首乌、玉竹滋肝益气。

2. 旋转散

组成：枳壳钱半，桔梗一钱；水炙紫菀钱半，瓜蒌皮四钱；苏子（蜜炙）二钱，白前（蜜炙）二钱；制南星钱半，竹沥夏二钱；马勃一钱，土贝二钱，远志肉钱半。共研细末，每服五分，日服 4 次，开水调服。

适用：肺肿者。

功能：豁痰消肿，宣肺润肺。

方解：枳壳、桔梗宣泄肺气，水炙紫菀、瓜蒌皮畅肺化痰，南星、竹沥夏泄热化痰，马勃、土贝清热消肿，远志肉豁痰利气兼有清利气道之功。

（七）治案举例

【例一】

丁某，女，19 岁，胶州路 545 号。

初诊：1962 年 10 月 30 日。经检查为支气管扩张。发时咳嗽痰嘶气急，剧则吐血，当于平定之时调治之。

橘白（蜜炙）钱半，川象贝各二钱；生苡仁四钱，料豆衣四钱；炒枯芩钱半，十灰丸五钱；生百合一两，马勃一钱；瓜蒌皮四钱，杏仁霜四钱；川断三钱，桑寄生五钱；枳壳钱半，竹茹三钱。

共研细末，每服五分，日服 4 次，开水调服。无外感时，可用制首乌五钱，肥玉竹五钱，煎汤调服。

二诊：1962 年 11 月 15 日。药后合宜，唯易于伤风流涕咳嗽，再宗前旨调治之。

橘白（蜜炙）钱半，川象贝各二钱；生苡仁四钱，料豆衣四钱；炒枯芩钱半，十灰丸五钱；生百合一两，马勃一钱；瓜蒌皮四钱，杏仁霜四钱；川断三钱，桑寄生五钱；枳壳钱半，竹茹三钱；制首乌五钱，肥玉竹五钱。

共研细末，每服五分，日服 4 次，用开水调服。

辛夷钱半，苍耳子钱半；薄荷（后下）四分，牛蒡钱半。

另煎以清外感。（备用方）

三诊：1963 年 1 月 10 日。迭进扶济散，药后安和，吐血喘咳未作。药既中的，毋庸更张。于前诊方中加黑玄参四钱，潞党参三钱。共研细末，每服五分，日服 4 次，开水调服。

按：丁某患支气管扩张有年矣，肺气虚则表不固，每易伤风引起作喘作咳，又易伤络而溢血，处以扶济散，在于清热止血、润肺消肿、平气培本。但培本之治宜渐次进之，勿使留邪为患。初诊用首乌、玉竹煎汤调服，二诊时合入粉剂方中研末同服，三诊复加玄参、党参培养之力递见加增。因每易伤风鼻塞引起作咳，以苍耳子、辛夷、薄荷、牛蒡辛凉疏解之。服药以来，喘咳平定，于今年余未有发病。

【例二】

罗某，女，21岁，汉口路421号。

初诊：1962年10月。经检查，为支气管扩张。时见咯血气急，当宗吾肺胀之旨以治之。

橘白（蜜炙）钱半，川象贝各二钱；生苡仁四钱，炙鸡金三钱；炒枯芩二钱，十灰丸五钱；生百合一两，冬瓜子五钱；肥玉竹五钱，天冬三钱。

共研细末，每服五分，日服4次，开水调服。

二诊：1963年3月31日。从去冬10月到现在服扶济散后，咳喘未作，时值春令，千万珍护之。粉剂方同前。

按：罗某服扶济散后甚合病机，多年宿疾得以告愈。今年8月，其母来诊，述及女儿已完全康复，照常工作，甚慰之。

【例三】

唐某，女，64岁，华山路229弄17号。

初诊：1963年6月17日。经检查，为肺气肿、支气管炎、冠状动脉硬化、胃溃疡。耳响目花，口淡黏，鼻塞，夜来咳嗽阵作，痰吐厚韧，便溏溲黄，一身乏力。症情复杂，法宜调理。

枳壳钱半，桔梗一钱；炙紫菀钱半，川象贝各二钱；瓜蒌皮四钱，杏仁霜四钱；远志肉钱半，炒枣仁三钱；陈胆星钱半，竹沥夏三钱；白前三钱，海蛤粉五钱；炒枯芩钱半，炙橘白钱半。

共研细末，每服五分，日服4次，开水调服。

二诊：1963年7月18日。腹胀较好，便通溲利。肝火易于上乘，鼻干而痛。法当清肝火，祛暑风。

苍耳子钱半，辛夷钱半；薄荷（后下）四分，杭菊二钱；白杏仁四钱，冬瓜子五钱；陈皮钱半，苡仁四钱；通草钱半，白茅根（去心）一两；鲜荷梗一尺，六一散（包）四钱。

粉剂方同前诊。

三诊：1963 年 8 月 8 日。头晕，肺气肿。服药三料后，甫见好转，腹胀，便通，溲深。积病之躯，千万小心。

瓜蒌皮四钱，白杏仁四钱；远志肉钱半，竹沥夏三钱；冬瓜皮五钱，生苡仁四钱；九香虫（焙，包）一钱，陈麦柴五钱；六曲四钱，飞滑石（生草梢七分同包）四钱；白茅根（去心）一两，鲜荷梗一尺。

粉剂方同前诊。

四诊：1963 年 8 月 13 日。咽痒作痛，两肋尽痛，便溏溲利，口淡黏，鼻塞，防有外感。

鸡苏散（包）四钱，蔓荆子三钱；白杏仁四钱，枳壳钱半；冬瓜皮五钱，生苡仁四钱；九香虫（焙，包）一钱，陈麦柴五钱；六曲四钱，飞滑石（生草梢七分同包）四钱；白茅根（去心）一两，鲜荷梗一尺。

按： 唐某之患肺肿者，为时已久，每年入冬辄见发作。且素体丰腴，自为痰湿之躯，得痰繁多，迁延日久，气阴为之耗伤。症情复杂，但未可作分头迎击之计也，恐其耗散药力，斫伤体质，只宜于千头万绪中择其要而相机调治之。其病肇始于肺肿，应先治肺，使治节之令得行，则气化调畅而血脉自和，乃参合扶济、旋转二散之意以治之，方可得应繁

万病惟求一通

复之病情。肺肿之人，每易伤风，故于散剂之外更佐汤方以应之，急则治其标。二诊重在辛散风邪，清泄肝火；三诊着力于化痰利湿，调气宽胀；四诊旨在祛暑风之薄感，理两肋之气滞。药后，入冬以来，喘咳未作。

【例四】

芦某，男，53岁，顺德路120弄2号。

初诊：1963年7月23日。平日嗜饮，素有咳嗽，引起作喘。舌红苔薄，连病不已，其将奈何？

旋覆花（包）二钱，生蛤壳一两；白石英（煅）四钱，白前二钱；白杏仁四钱，冬瓜子五钱；陈皮钱半，生苡仁四钱；丝瓜络三钱，茯苓四钱。

旋转散：枳壳钱半，桔梗一钱；水炙紫菀钱半，瓜蒌皮四钱；苏子二钱，白前二钱；制南星钱半，竹沥夏三钱；马勃一钱，川土贝各二钱，远志肉钱半。

共研细末，每服五分，日服4次，开水调服。

二诊：1963年8月16日。经检查，为肺气肿。胸痛气急，口干，仍宜清肺平气。

旋覆花（包）二钱，生蛤壳一两；苏子二钱，白前二钱；白杏仁四钱，冬瓜子五钱；炙橘白钱半，生苡仁五钱；

茯苓四钱，保和丸（包）四钱。

粉剂方同前。

按：芦某平日嗜饮，积饮而生痰，格塞肺窍，涌滞气机，冲逆则咳喘，病延日久，成为肺肿。处以旋转散，佐以汤剂以和化痰饮。初诊重在平气，二诊重在化痰，皆用陈皮、苡仁、茯苓以和化痰饮，但得宿根铲除，何惧亏损之不复耶？

七、
癫痫与"类癫"之研究

前 言

习医无法乎，则于表里、虚实、寒热、阴阳之辨，几累黍之不可差。习医无法乎，则于构象通变神化之境，实精妙而莫能测。夫累黍之不可差者，乃前人所谓能与人以规矩也。精妙之莫能测者，乃所谓不能使人巧也。然巧生于规矩，未有规矩不存而可巧者。规矩者，法也；巧者，非法也者，法之至也。是故谓医之无事乎法不可也，谓法之当死守亦不可也。或法焉，或非法焉，尽在勤奋精思之间耳。操司命之术者，安可不深思而明辨之乎？

历年来，诊察所见，有惊狂烦躁者，有昏仆迷蒙者，有神机呆木者，为病多矣，大率目之为癫痫。然其中有癫痫而近似癫痫者，甚至有类癫痫而实非癫痫者，始名之为类癫。癫痫者，医有成法；类癫者，法无成规。若按痫按癫论治，即恐遏阻病机，酿成真癫。操司命之术者，岂可以例循例而转致贻误病机耶！值此疑似之间，千钧一发，死生判然。必须具客观之眼光，运精密之心机，以求邪达，宣发其郁结，乃可得出死入生之要道，以拯民病于万一。

　　癫痫与类癫，虽皆有神志不宁之形症，但病有久暂、情有表里之区别，未可概作为今日所称之精神病也。真癫痫者，则可当之；若类癫痫者，则阴阳、表里、虚实之状况有所不同也。癫痫者，为里邪之郁结，随气血之通塞而发作，其病长而缠绵。类癫者，内困于劳累困乏者，外病于风寒暑湿，再积以痰火、气滞、郁结而转发成病。故其病也，骤而急，绝非镇坠降逆之计所能获效也。吾悯夫失治之惨痛，怀救人之切念，反复思考，乃得其致病之由。值此继承发扬中医学、中西医团结之时日，乃敢不揣谫陋，贡吾所得，聊尽吾为国卫民之职责耳。

诸病种之研究

（一）癫痫

癫痫者，似乎两病合混之通称也。论者或谓其一，或谓其二，古来争论于是疾者多矣。

昔者石顽虽分作癫与痫，但其说未甚明显。元方乃谓"十岁以上为癫，十岁以下为痫"，是癫痫之病当视其年龄之长幼而别之。虽景岳乃主张"癫即痫也，观《内经》言癫证甚详，而痫则无辨。即此可知后世有癫痫、风癫、风痫异名，所指不一，则徒滋惑乱，不必然也"。观其所论，则癫与痫为一而非二。然则癫痫之疾，同为一源。癫痫之为病也，积年累月，时轻时重，或卧或坐，心神烦乱。静而定者，自言自语，喜怒无常；动而躁者，忽笑忽哭，昏狂打骂。甚至秽语不知，亲疏不分，昏仆不醒，肢络抽掣，或痰涎上泛，神识迷蒙，乃随其感触而发生之病变也。即属类癫证，亦往往有此状态，不可不明察而审辨之。

癫痫之成，其源不一。因于胎惊者有之，因于思虑忧郁者有之，因于病后体虚蒸痰者有之，因于惊痰内扰者有之。不外乎情志之忧患、痰火之侵扰、虚体之变幻，三者合而癫痫成。除胎惊之由先天不足者外，均不离乎惊、痰、风。原夫癫痫之病机，昔贤多谓挟龙雷之火而上扰神明之宫。但亦不尽然，由于痰气壅塞者亦复恒多。痰在膈间，则微眩而不仆。设遇气机之升逆，痰浊亦随之而涌塞，蒙蔽神明，格塞心窍，骤然昏仆，猝见瘲疭，乃必然之变化。但得痰气流通，其病立解。至于来势之倏病倏止者，尽由于痰气之倏逆倏顺也。况人身之气血七日一来复，营卫之运行自有常度。

百脉流通，痰气顺行。若或一旦失调，便易致病也。有如疟之象，有日作者，有间日作者，有三日作者，皆系于营卫气血之通流而变化其轻重。癫痫之时发时止、时重时轻者，其亦类于此乎。良以痰由火炼，气以痰阻，痰阻则蒸热，热甚则动风，风热相干，便见痰壅，四者相得而为病，癫痫作矣。

至若此类之病证，甚有相应于心、肝、脾三脏者。心火独炽，引炎威上乘，熏灼心包；肝木升腾，则热甚动风，侵袭经脉；脾土失职，则中运乏力，聚热成痰。是痰、火、风与气相阻相结，皆足以张病势而助猖狂也。因此，治此病者，必须注力于宣气、化痰、降火、息风为切要。

癫痫之疾在于痰、气、风、火，相得于心、肝、脾三脏之热而为病。求治之法，当以宣气化痰为主旨，而以降火息风为辅佐，使心、肝、脾三家少积聚之热，对于本症之治疗大有助也。

治者入手，首宜察痰气之通塞为主要。审脉证之变幻，现形体之肥瘦，辨痰气之顺逆，探病情之虚实。虚者和之，实者宣之，务在专力于痰气。先稍减其病势，再调畅其病机，则其病自有消释之境。用药犹如用兵，贵在相机而动，对于此类黏韧性之疾病，应循此法而治之。候于气血七日一来复之间，作先发制敌之谋，定反复截击之计。取芳香之药，应消释顽抗之需。伺机引进，疾袭勿徐，气血得流动之助，病邪少郁伏之薮。按期施进，分次扫荡。

即或一时不能尽解其病痛，其势亦必渐转式微。且伺机进击者，可无伤乎真元。重药缓用，可潜移而默化。对于用药轻重、缓急、先后之间，不容有丝毫之玩忽也。兹就积年治疗癫痫之经历，定用药之法式为三：一曰宣，以制其顽固之性；二曰通，以绝其窜扰之势；三曰清，以逐其稽留之根。上者专为启迷，逐出积年累月、纠缠不已之顽固性者；中者意在宣化，防御其猝然而来、止作无定者；下者用作游擎，涤除根株，制止复发。果能相其病隙、应其病势而设施之，症情每可由重而轻、由轻而微，进而得以渐渐轻发而达于停发之境。

1. 应用之方药

（1）宣——启迷：重制其顽固之性，为心无所主、意无所定者设。

玉枢丹三钱，间两日服一分，三月服毕。药引用下方，随症选用。

①宣窍清心汤：主治神识模糊，胸闷口腻，苔白垢腻厚，或闷闷不乐，或烦躁不宁者。生紫菀、牛蒡子；枳壳、郁金；白杏仁、干菖蒲；陈胆星、竹沥夏；白蒺藜、钩勾；连翘心、远志肉。

②镇肝涤痰汤：主治神昏躁烦，痰气易于升塞者。石决明（煅）、丹皮；杭菊、钩勾；橘红、竹沥；枳壳、郁金；陈胆星、盐半夏；连翘心、黑山栀。

上二方，甲方旨在宣窍开郁、化痰清心，乙方旨在镇肝息风、清热化痰，可度病情而选用之。化服玉枢丹，足以稍杀癫痫之病势也。采用玉枢丹者，以其性能辟秽、除恶、消痰、定惊，有若先锋袭敌之势。以此攻敌，则何敌不克? 以此拔毒，则何毒不除? 用于适当之机，可消释胶固之毒也。但孕妇忌用，畏其峻厉。

（2）通——宣化：主治流动为患之病机。

①镇逆宁神汤：主治惊惕、心跳、多语、不寐、多疑、

胸闷、坐卧不宁。生紫贝齿、煅石决明；连翘心、远志肉；竹沥夏、陈胆星；酸枣仁、抱木神；白杏仁、枳壳。

②清心和胃饮：主治躁烦、胸闷、头晕、心神不定、坐卧不安。北秫米、竹沥夏；上川连、全瓜蒌；白杏仁、枳壳；远志肉、白金丸；煅石决明、杭甘菊；磁朱丸、连翘心。

上二方，甲方旨在镇肝清心、化痰宁神，乙方旨在泄热清心、和胃化痰。相机而用，恒多获效。

服法：食前服头煎，食后服二煎，更宜早晚而分服之，俾可使其昼可降火、夜可宁神。

（3）清——游掣：主标本合治，为抗病预防而设。

①龙胆泻肝丸一钱：主肝旺头痛，痰火升逆，小便赤少。

②礞石滚痰丸一钱：主顽痰结聚。

上二丸，分早晚而吞服。甲丸早服，当阳气始动之际以制其火。乙丸晚服，在气化宁静之时以化其痰。

病理治法已如上述，至于治疗之法规虽定，尚有待于医者权衡之处。更有两点尤为重要：一在入手之时，重在上通下达，务使三焦之气化通畅；一为将愈之时，在于复其所虚，然则须灵活松动，勿使恋邪缠绵。故古人有疏以寓补、补以寓疏之训。吾侪于用药之际，当相其病之情况而轻轻重重之。

（4）再附单方三则以备用

①白颈蚯蚓炒蛋：食之善治癫痫。

②龙虎丹：此丹有砒毒，能吐癫痫之痰，能泻癫痫之火，服之非吐即泻，用得其当，颇有殊功。

③橄榄膏：鲜橄榄十斤，敲碎，水煎浓汁，用明矾八钱收膏。每晨空心服之，可除癫痫。

2. 验案举隅

【例一】

孙某，女，16岁，杨树浦渭南路11号。

初诊：1959年11月29日。癫痫一年余，每发时蒙混不清，头痛舌白，易饥欲恶，肌肉易于麻热，二便如常。因思虑惊吓、忧郁莫释，阴薄肝亢、痰火凝结而成癫痫，法宜平肝化痰。

白蒺藜四钱，钩勾（后下）三钱；石决明（煅）一两，杭甘菊二钱；莱菔子四钱，保和丸（包）四钱；紫菀钱半，连翘心三钱；白杏仁四钱，枳壳钱半。

二诊：1959年12月23日。右脚易于作麻发抽，肝热传络而又夹痰，当以平肝息风化痰为法。

石决明（煅）一两，杭菊二钱；白蒺藜四钱，钩勾（后下）三钱；陈胆星钱半，盐半夏三钱；枳壳钱半，郁金一钱；紫贝齿（生）一两，连翘心三钱；赤芍三钱，新会皮钱半；丝瓜络（酒秒）三钱，桑枝（酒炒）三钱。

三诊：1959 年 12 月 28 日。右脚易于作麻发抽，此络气不和也，仍宜镇肝息风以化痰和络。

生紫贝齿五钱，煅石决明五钱；枳壳钱半，盐半夏三钱；丝瓜络三钱，伸筋草四钱；川断四钱，杜仲四钱；怀牛膝三钱。

另：外焐方不可吃。

王不留行一两，落得打一两；文旦皮一只，香附五钱；苏木五钱，木瓜五钱。

同包煎焐两脚。

四诊：1960 年 1 月 14 日。舌薄苔腻、尖麻，胸次不畅，便行带干，溲利。肝亢郁热，痰浊不利，故中宫为之痞闷，宜宣肺开郁以化痰。

生紫菀钱半，白杏仁四钱；枳壳钱半，郁金一钱；盐半夏三钱，生苡仁四钱；陈皮钱半，保和丸（包）四钱；白蒺藜四钱，钩勾（后下）三钱；生紫贝齿七钱，黛灯心五分；连翘心三钱，指迷茯苓丸（包）三钱。

五诊：1960 年 2 月 6 日。药后二月来，癫痫未发，兹则又作。舌白厚腻，神识迷蒙，头痛偏右，恶吐涎沫，视物不清，两目向右发抽，不饥不食，嗜卧。素体肝热，郁而夹痰，每遇气失调达即易发作，法当镇肝降痰。

玉枢丹钱半，间日服 1 次，每次服一分。用下药煎汤调服。

枳壳钱半，郁金一钱；白蒺藜四钱，钩勾（后下）三钱；生紫贝齿一两，煅瓦楞粉七钱；姜竹茹三钱，姜半夏三钱；连翘心三钱，白灯心五分。

六诊：1960 年 3 月 9 日。药后尚合病机，一月来平静未发，唯夜来言语不顺，乃痰气不利之征，当应专力平肝化痰。

玉枢丹一钱，间四日服 1 次，每服一分。用下药煎汤送服。

水炙紫菀钱半，白杏仁四钱；枳壳钱半，郁金一钱；姜半夏三钱，陈胆星一钱；生紫贝齿五钱，煅石决明五钱；白蒺藜四钱，白灯心五分。

七诊：1960 年 4 月 1 日。昏痉间作一年零四个月，自本年二月始乃见平静，舌苔亦清，二便通调，当守前旨以调治之。

连翘心三钱，竹卷心钱半；姜半夏三钱，陈胆星钱半；枳壳钱半，郁金一钱；生紫贝齿五钱，煅石决明五钱。

八诊：1960年5月3日。诸恙较前更为减轻，仍宗前旨为治。

九诊：1960年6月12日。昏痉已平，四月未发。为巩固计，进丸药以缓图之，方为清积痰而化心包之热。

礞石滚痰丸三钱，第一日吞六粒，第四日吞六粒。

万氏牛黄清心丸五丸，第七日服一丸。

上二丸药，以七日为周期，轮流用开水送吞。

十诊：1960年7月23日。眠食如常，二便通利，值此酷暑，在在可虞。只有求痰气之通，方为善策。

清气化痰丸三钱，间三日服1次，分早晚送吞，用水炙紫菀钱半煎汤送丸。

十一诊：1960年9月1日。礞石滚痰丸六粒，停2天服1天。六君子丸三钱，服2天停1天，连服1个半月。

十二诊：1960年11月13日。其父陪同来访。据述眠安无梦，饮食如常，大便通，小便利，心神怡悦，有喜有怒，已能工作学习，再善后调理之，以杜其根。

炙甘草一钱，大红枣五只，淮小麦一两。

煎汤服。

参苓白术丸三钱，二陈丸三钱，连续服用一二月，上旬隔一日服，中旬隔二日服，下旬隔三日服，各为1次。

按：孙某平素小心谨慎，功课勤奋，将届考期，深虑试不及格，忧心忡忡，郁闷终日，疑莫能释，日继一日，月复一月，营阴耗伤，心肝火炽，灼液蒸痰，痰凝气阻，互结而成癫。"昏厥抽搐，时作时止，经市内几大医院诊治，均未能查明病源，针药齐下，未见实效。"（录其感谢文）初来就诊，即本通法治之，虽见小效，迄未中的。五诊时，适逢病发，乃再将宣、清二法合并用之。取玉枢丹配启迷宣窍汤，以平肝泻火、清心化痰，畅肺开郁，得其通达，便无阻滞。方用杏仁、紫菀、枳壳、郁金者，宣肺调气，化痰开郁，治似在肺，实则治肝，即吾所谓宣肺以治肝之旨也。生紫贝齿、煅石决明、白蒺藜、钩勾平肝息风、镇肝降火，姜半夏、胆南星主化积痰，连翘心、白灯心清心泻火而宁神。九诊以后，转入清化积痰、涤除心包郁热之途，以拔病根而防复发。用万氏牛黄清心丸清心、礞石滚痰丸化痰、六君子丸益气，祛痰则无碍于气，气旺则痰亦自化。十二诊用甘麦大枣汤以调五脏之阴阳，再以参苓白术丸、二陈丸健脾化痰，培补后天之本，谋复其虚。妙在服药之法度，间日而进，交互并用。伺于病邪交作之际、气血未复之半，相机而进，贵在神变。运用之妙在于应机，病虽顽抗，亦即冰释。病愈之日，欣跃异常，特缕述之，非以自炫，乃欲证信于读者也。

【例二】

冯某，男，14岁，梵皇渡路623弄124号。

初诊：1962年12月16日。癫痫之疾，起于便血高热之后，病根九年，作止无定，发时昏迷、抽搐、戛齿、倒地，每喜作嗳、叹息。病后虚乏之体，肝亢血热，痰凝气阻，当以宣痰清热为法。

生紫贝齿一两，煅珍珠母一两；陈胆星钱半，竹沥夏三钱；连翘心三钱，竹卷心钱半；杭菊二钱，钩勾（后下）三钱；丹皮二钱，白蒺藜四钱；远志肉钱半，白灯心五分。

二诊：1962年12月23日。根株深远，自非旦夕可拔，素体亏欠，每易痰火相扰，变幻不一，或昼时昏迷，或夜来抽搐，恒多戛齿、叹息，凡此形症，确乎是宣达为宜。

桑叶三钱，杭菊二钱；白蒺藜四钱，钩勾（后下）三钱；连翘心三钱，竹卷心钱半；陈胆星钱半，竹沥夏三钱；沉香曲（包）四钱，保和丸（包）四钱；白杏仁四钱，枳壳钱半。

三诊：1963年1月2日。日服宣化之剂，昏迷、抽搐、戛齿均得由渐减少减轻。稚年之体，阴薄肝亢，每易于夹痰热而为患也。治宜平肝以息风，清心以化痰，健脾以助运。

丹皮钱半，杭菊二钱；白蒺藜四钱，钩勾（后下）三钱；连翘心三钱，竹卷心钱半；陈胆星钱半，竹沥夏三钱；枳壳钱半，郁金一钱；赤芍三钱，丝瓜络三钱。

按：童年气薄，痼疾纠缠，体力愈虚，病发愈近，所谓正强则病衰，正弱则病强。临诊之初，当然首以镇肝息风、清心化痰为旨，以生紫贝齿降痰火、煅珍珠母敛虚阳。初投未见疗效，良以根株已久，肝木偏亢而易于蒸热蒸痰。然则肝之气通于肺而连于脾，其性最喜条达，凡用宣达似较镇压为有利，乃改用杏仁、枳壳以畅肺气，沉香曲、保和丸以助脾运，肺气得畅则金气自和，脾气得运则木泽同润，得解受克之宫而反转培木之工；钩勾、杭菊、桑叶平肝息风，连翘心、竹卷心、陈胆星、竹沥夏清心化痰。三诊去桑叶，易丹皮，为渐趋清化；去杏仁，加郁金，为进以宣达，佐以芍药、丝瓜络以活血和络，但得中气宣通，血脉流畅，气火痰热自然消降，更何疾之有？

【例三】

瞿某，女，14岁，梵皇渡路623弄124号。

初诊：1962年11月13日。近一个月来昏痉2次，每于入晚八时许而发。发前自觉头晕，天突处痰气升塞，发时舌露尖、目上窜、口戛齿、肢作痉，皆禀虚太甚，易于肝亢挟痰火上扰也，当宣镇并用之。

生紫贝齿五钱，煅石决明五钱；枳壳钱半，郁金一钱；陈胆星钱半，竹沥夏三钱；杭菊二钱，钩勾（后下）三钱；泽泻三钱。

二诊：1962年11月19日。一周来癫痫未作，乃宗前旨于原方内加沉香曲四钱。

三诊：1962年11月23日。入夜尚有微微抽掣，是痰火纠缠为患也，当再专力除之。龙胆泻肝丸五分，早服，开水送吞；竹沥达痰丸五分，晚服，连服15天。

四诊：1962年12月22日。连进泄热化痰之丸剂，癫痫月余未发，便艰，尤宜清化以求通降，宿垢得下，痰火自清。龙胆泻肝丸，五分，早服；竹沥达痰丸，五分，晚服。用青皮钱半，莱菔子（杵泥）四钱，保和丸（包）四钱煎汤送丸。便通后，用开水送吞。

按：翟某之癫痫起源于阴薄肝亢，火挟痰而涌塞，痰阻气而厥逆。内风旋动，气血梗阻，为癫痫必然之势。治宜镇肝之亢以平痰气。二诊增入沉香曲以助运。然此缠韧之疾，更须伺其气血来复之机，反复截之以削根株。三诊改用丸剂龙胆泻肝丸清肝火、竹沥达痰丸化痰浊。连进15剂而癫不作久矣。半年之后，其复介绍他人来诊，得询知其近况如常，慰甚。

（二）类癫

类癫者，类乎癫而非癫也。同属神志不宁、语言错杂，未可遽作癫痫而治之。古来未有所论，今特为申述之。

其病多由劳乏积痰而夹外感之邪郁结而成，每发则或哭笑不休，或惊狂无定，或昏蒙乱言，或忧急忡忡，此等情状有类乎癫。间或杂以咳嗽、胸闷、呕恶、纳呆、心悸、烦懊、头晕、目花、少寐、多梦、便艰、溲黄等现象，但有别于癫，舌苔垢腻，脉形不畅。然则癫痫者为缠绵之患，类癫者为暴感之疾，状形相同，而致病之轻重缓急有所不同也。

类癫之病机在于厥气客于脏腑。厥气者，不正之气也。一为劳乏受损脏腑偏胜之气，一为外感淫邪而克伐之气，相结而致郁闭不解，遂使清窍失宣、浊窍不通，上下之机阻塞、内外之邪合病，清阳蒙蔽，神志不清。《经》云："厥气客于五脏六腑，则卫气独卫其外，行于阳，不得入于阴。

行于阳则阳气盛，阳气盛则阳跷陷；不得入于阴则阴气虚，阴虚，故目不瞑。调其虚实，以通其道，以去其邪。"虽云阴阳之偏胜，实为脏腑之失调。或克于肝，或克于心，或克于脾，上克于肺则胸闷躁烦。至有气火冲逆，痰气凝滞而现种种见症。

类癫之治，重在宣通。宣其内郁之病，通其厥逆之气，法尚轻灵。既不可延误病机，亦不可过于克伐。若按癫论治，骤用重镇降逆之品、苦寒泻火之剂，反使郁闭之邪不能得以疏泄，厥逆之气不能得以条达。反致由轻变重，贻留为痼疾。特定下气、清热、豁痰、宣达、涤垢五法，务在宣通郁闭之邪，求其畅达。良以阴阳得和，精神乃治，神识清明，厥疾自瘳。若执成法，守旧规，欲求治效，无异于南辕而北辙耶。

1. 应用方剂

（1）宣窍启迷汤：主治神昏胸闷、便少溲少。生紫菀、牛蒡；白杏仁、枳壳；郁金、干菖蒲；莱菔子、保和丸；陈皮、泽泻。

（2）清热平肝饮：主治头晕躁烦、坐卧不宁。桑叶、杭菊；连翘心、竹卷心；橘红、竹沥；生紫贝齿、黑栀；芦根、枇杷叶。

（3）清心化痰汤：主治躁烦胸闷、痰吐不利。川连、瓜蒌；枳壳、竹茹；白杏仁、竹沥夏；莱菔子、保和丸；泽泻、白金丸。

（4）豁痰通肠汤：主大便艰涩、口干。瓜蒌仁泥、火麻仁泥；沉香曲、保和丸；黑栀、淡芩；芦根、石斛；石决明（煅）、黛灯心。

2. 医案举隅

【例一】

谢孟良，女，20岁，汾阳路9号。因服治疟西药，引起癫狂之情状。

初诊：1961年10月23日。脉来滑数，舌苔薄白，口淡胸闷，思食欲恶，便通溲混，多梦，一身乏力，痰阻气滞，法宜宣达。

生紫菀钱半，白杏仁四钱，牛蒡三钱；干菖蒲七分，枳壳钱半，郁金一钱；莱菔子四钱，保和丸（包）四钱；泽泻三钱，桑枝一两。

按：谢某为青年学生，据家属转述，素来娴静，自服治疟西药，引起情志失常。突然吵闹不休，见人食物则劫夺之，慓悍猖狂，不避亲疏。状似癫狂，实为厥气客于上焦，痰气阻塞。肺气闭则邪成固结，心气郁则神失清明。且邪正必然互争，正胜则邪却，邪胜则正伤，遇正元稍虚即见邪陷。就其昏蒙躁狂之状，有类于癫，急当宣郁以达邪、宣肺以开郁，加以化痰消滞、利水泄热之剂，竟服二剂而得效，诚为快事也。

【例二】

傅乔，女，46岁，汾阳路9号。每天午后三四时许，必扶其夫同躲床下，心中思房塌床倒而蒙其祸。

初诊：1958年11月30日。胸闷面浮，头晕心跳，视百物皆缩小，常惊惧至失眠，腰酸如折，便艰溲少，风火痰热郁遏而成病也。

防风钱半，白蒺藜四钱；冬瓜皮五钱，生苡仁四钱；白杏仁四钱，盐半夏三钱；白蔻仁（杵，后下）八分，枳壳钱半；赤苓三钱，车前子四钱；川断三钱，金毛脊四钱；怀牛膝四钱，火麻仁泥七钱。

二诊：1958年12月4日。面浮、口腻、胸闷、腹胀、纳呆，二便俱少，肿势较退，头痛如劈，又值经至，更宜两顾。

白蒺藜四钱，蔓荆子三钱；赤芍三钱，泽泻三钱；生紫菀钱半，郁金钱半；枳壳钱半，白杏仁四钱；生苡仁四钱，盐半夏三钱；冬瓜皮七钱，泽泻三钱。

三诊：1958 年 12 月 7 日。胸次依然压紧，视物仍然不清，当再宣气机化痰浊为至要。

牛蒡三钱，生紫菀钱半，白杏仁四钱；瓜蒌皮四钱，枳壳钱半，桔梗七分；陈皮钱半，苡仁四钱；冬瓜皮七钱，车前子四钱。

四诊：1958 年 12 月 10 日。胸次依然压紧，却见腹部闷胀，头痛又作，仍宣泄风邪、宣痰气。

薄荷（后下）八分，白蒺藜四钱，赤芍三钱；生紫菀钱半，白杏仁四钱；枳壳钱半，干菖蒲七分；莱菔子四钱，保和丸（包）四钱；车前子四钱，泽泻三钱。

五诊：1958 年 12 月 16 日。视物已转准确，胸次亦已宣达，惟腹胀、便少，仍然是气火少宣达之机也。

枳壳钱半，郁金一钱；生紫菀钱半，白杏仁四钱；制香附钱半，乌药钱半；莱菔子四钱，宋半夏三钱；车前子四钱，泽泻三钱。

按：傅某为家庭主妇，性素烦躁，又感受时邪，风火扰于颠，痰浊阻于中，乃致厥气客于中上，蕴结不得解，骤成类癫。惟其气滞蕴结则胸闷、面浮、腹胀、纳呆。风火郁遏，则头晕目花、便艰溲少；进而热壅包络，扰及心宫。要知情志之失常，必须宣其郁火。解表初用防风、白蒺藜，次用蔓荆子、白蒺藜，又次用薄荷、白蒺藜，调气用紫菀、白杏仁、枳壳、郁金，此乃宗上通则下达、表解则里和之旨。原胸为气所客聚之处，若虚若实，升降不息，似有似无，清浊分明，失其调节，变幻立生。若使中气得和，转输复常，便得运化健而痰湿除，二便通而郁热泄，所谓源通则流长矣。

【例三】

赵某，男，16 岁，唯亭公社农民。因受惊吓而起，哭笑无常，胡言乱语，不食不寐。

初诊：1963 年 2 月 4 日。湿邪痰浊蒸郁肺胃，病由失寐而转为神识不清。风寒痹于外，痰火阻于内，当予以宣达之旨。

生紫菀钱半，白杏仁四钱，牛蒡三钱；枳壳钱半，郁金一钱，干菖蒲七分；青皮钱半，楂炭三钱，莱卜子四钱；车前子四钱，泽泻三钱，生紫贝齿一两；白蒺藜四钱，钩勾（后下）三钱。

二诊：1963 年 2 月 10 日。舌中根尚垢，咳喘痰多，头痛，叹息，腹痛，便行色黑，溲黄，寐中易于肢体抽掣。

万病惟求一通

尚是风寒痰浊郁结未化之象也，当宗前法治之。

生紫菀钱半，白杏仁四钱，牛蒡三钱；枳壳钱半，郁金一钱，干菖蒲七分；陈胆星钱半，竹沥夏三钱；楂炭三钱，莱卜子四钱；白蒺藜四钱，钩勾（后下）三钱；泽泻三钱，生紫贝齿一两。

三诊：1963年2月16日。风寒痰滞郁结，是表里上下胶固凝结之症也。别无善策，唯求其通而已矣，气通则邪解而浊清。尤宜远绝甜腻肥厚，俾可荡涤其垢滞。

莱卜子四钱，牛蒡三钱；白杏仁四钱，枳壳钱半；陈胆星钱半，竹沥夏三钱；六曲（包）四钱，楂炭三钱；白蒺藜四钱，钩勾（后下）三钱；生紫贝齿一两，灵磁石四钱；苏梗三钱，青皮钱半。

四诊：1963年2月22日。果如吾所望，邪达垢下而神清矣。至快! 此时千万小心，古人所谓病加小愈，是时也，慎之!

生紫菀钱半，白杏仁四钱，枳壳钱半；白蒺藜四钱，钩勾（后下）三钱，煨天麻八分；陈胆星钱半，竹沥夏三钱；生紫贝齿一两，灵磁石四钱；远志肉钱半，朱灯心五分。

按：赵某为青年农民，患神志不宁之病已届二月，先后经当地医师、某精神病院诊断为精神病。虽服镇静之剂，但病势反见加增，乃由其父陪同来诊。询其因，似由感积风寒、复受惊吓而起，劳乏、食滞、风寒、惊气四者胶着郁结，而致厥气客于中脘，形故类癫。如便黑、舌垢、脉郁、胸闷，皆其见端也。证之为日已久，而尚频作叹息呼号之态，确是脏气欲求外达之机，宜宗结者发之之意以宣通之。取杏仁、枳壳、郁金、干菖蒲等宣气化之闭塞，用莱菔子、楂炭、六曲、青皮通中脘阻痹之气，用紫菀、牛蒡、苏梗调三焦之气化；再以生紫贝齿、灵磁石以降逆，白蒺藜、钩勾以息风，胆星、竹沥夏以化痰，泽泻、车前以利水，但得三焦气化通降复常，痰气自利，宿垢自化。循此旨而服之，竟日逐次好转，达十二剂而瘳。

【例四】

邹某，女，36 岁，北京西路 838 弄 27 号。

初诊：1963 年 1 月 26 日。多疑、多虑、多躁烦，时惊时悸，好叹息，大便三四日一行，通降违常也，因此浊泛而口腻、欲寐而多梦。泄上焦之痰热，降浮升之火炎，得治旨矣。

连翘心（朱拌）三钱，瓜蒌皮四钱，竹沥夏三钱；白杏仁四钱，枳壳钱半，郁金一钱；陈胆星钱半，远志肉钱半，新会皮钱半；火麻仁泥一两，生紫贝齿一两，煅石决明五钱；沉香曲四钱，泽泻三钱。

二诊：1963年1月21日。药后仍然，病势胶固，其病之顽固可知矣。且宿垢一日不畅，痰火即一日不解，当仍宗前旨以治之。前方去瓜蒌皮、泽泻，加瓜蒌仁泥五钱，通草一钱。

另：助运健脾胃方，是方另立以缓其胃痛之病根。

陈佛手一钱，春砂仁末一钱；良附丸二钱，香橼皮钱半；白芍三钱，炙草一钱。

共研细末，每服用五分，日服2次，食后用开水调服。

三诊：1963年2月5日。怯寒，多梦，惊惕，脉较流利，脑部自觉清静，气透而表未清之象也。仍须通降以泄火，化痰热以清心。前方去新会皮、通草；加赤芍三钱，黑山栀三钱。

四诊：1963年2月11日。怯寒，多梦，寐中惊惕，脉软弦，脑部已觉不烦，仍然是通而未清之貌，宜宗前旨以肃清之。

连翘心（朱拌）三钱，瓜蒌仁（杵泥）一两，竹沥夏三钱；白杏仁四钱，枳壳钱半，郁金一钱；陈胆星钱半，远志肉钱半；生紫贝齿一两，煅石决明一两；杭甘菊二钱，赤芍三钱；火麻仁泥一两，黑山栀三钱。

按：邹某为大连某单位职工，因于忧郁疑虑，始病情志不宁，阅经四月屡治无效，乃还沪求治于吾，诊察其状况，多疑寡断，心神不宁，视东而言西，执此而言彼。西医诊为精神分裂症，中医断为精神疲劳损于内、风寒痰火病于外，乃致清浊升降之机违常，而致厥气客于中脘，形成类癫。来诊4次，治以通利为主，气通则火下，垢利热泄故通，实为治万病之良计也。其计服药20余剂，即健复如常矣。三月中旬返回大连，恢复全日工作。因其母来述及之，故得知甚详。

1963 年 6 月定稿

八、

脏夺失脂病之研究

（一）前言

名以理而得定，理以名而得彰，故所以宇宙间之事事物物，必须据其理而核定其名，使能顾其名而明其理也。有如西说之乳糜尿，吾国医药文献素无此名，因此，有谓属于膏淋者，有谓属于肾消者。然查其情况，核其症状，既类膏淋，又似肾消，因其病之不一也。有如尿中夹黄或红或白、或清或混，时而尿路支急，时而溺管刺痛，时而两腿酸楚，时而少腹胀滞，其状则类似膏淋。又如食荤则溺见荤味，食糖则溺糖味，时而少腹重滞，时而便坚烦渴，时而腰酸腿软，时而头晕神疲，则又近似肾消。症情纷陈迭现，总由因病致虚、因虚致亏，乃致脏气下夺。揆此情况，既未便单以膏淋而论治之，又未能仅以肾消而概括之。是应重定其名，称为"脏夺失脂病"。因此既不宜偏于治渴，亦不宜偏于治肾。只有本此旨而治之，方可谋通其所通、塞其所塞，于通中求塞、于塞中求通，而一举众善备矣。

（二）正名刍议

记忆当年在公安医院服务时，得乳糜尿多人，并经西医师为之解说，故对于该病情况认识较详，特记述之，以供研究是病者之参考。乳糜尿为西医之名称，其常由于斑氏丝虫所引起，时发时愈，抑或长期持续者。发时多感腰胯酸痛，溲呈乳白色或粉红色，为乳糜与血液相混也，内含有蛋白及脂肪。乳糜之发生，系由主动脉前淋巴结及肠干淋巴结之阻塞，致使小肠所吸收之带脂肪之淋巴液不能回流于乳糜池而流入泌尿系统之淋巴管内，使管内之压力增高扩张而至破裂，遂使溺下乳糜。

考乳糜尿虽有类似于肾消、膏淋之合并，但又不完全相符。其言肾消者、膏淋者，为溲下滋腻如膏油浮漩于面，或溺中有蜒蚰状。其为消烁肾脂者，致使溲如膏油，消久又每见小溲不臭反为香甜等情。若证之吾临诊所见，则又有不同矣：①尿液白如牛乳，或夹有白色黏液，或带有红色血块；②尿道梗阻作痛；③少腹气滞而胀坠；④食荤食蔬气味每于尿中宣泄，或为尿中不见臭反为香甜；⑤病者日渐瘦削萎软难支。核此情况，则非肾消之热伏下焦真元竭，膏淋之肾阳虚膀胱热所能统属而解释也。究其病根乃为脏气下夺：脏者，藏也；气者，元气也；下夺之者，元气失其运用活泼之功，反成微弱无力而达于气弱气滞之境也。有如囊裹浆，在人体腹部间水分气化失其收摄之功，则俯仰转侧尽蒙其影响，形成偏左则左重，偏右则右重，卧则面浮，立则足肿。因此，前人有补脏气阴阳之法，如人参补五脏之阳、沙参补五脏之阴，迨至脏气阴阳俱竭者，宜并补之。察《内经》言"脏者，藏而不泻"，不泻者何？要知气之积于脏，留作全身筋脉骨骼之濡养。随时流荡，

万病惟求一通

挟血运用，至周至遍，无一些气呆气滞之机。若或稍一凝滞，即显现不安之病痛。是故病乳糜尿之主因，实为脏气下陷、邪热凑虚之所由来也。

当今发扬中医学之时日，乃本体会所得、经验所见，规定专名，以便于治疗时顾名思义而研究，姑名之曰"脏夺失脂病"也。脏夺者为病根之所在，失脂者为症状之特征溺下混白如牛乳，淘为符合。忆及外科之有脏毒病，妇科之有脏躁病，吾之正名，亦有茗焉。使医者得一目而洞悉其病源，使病者得了解而识别其病根，以免既疑膏淋又疑肾消之虞也。

（三）临床形症

脏夺失脂病之临床症象以溲溺之情态为主症。溺下脂色如牛乳，置久即分层，上有浮油，下有脂膏，或见白色黏条，或见红色血块，或溺血淋漓，或混浊不清。食荤则溺荤味，食蔬则溺蔬味，甚至溺不臭而反见香甜。溺时支急，溲时疼痛，一日之中或上午清而下午浊，治疗之间时而清、时而浊，每以食物为转移，或因劳逸而变化，宜随情审辨而治之。兼有少腹胀滞、腰胯酸痛、腿脚重坠、萎软乏力、神疲肢倦、不胜劳累等情况，间有咳嗽胸闷、纳呆便溏，甚至头晕耳响等状，丰腴者多夹痰湿致痛，瘦弱者多夹痰火致痛。察其舌则质红，苔黄或白腻或黄白相间；诊其脉，体实者则弦而滑，体虚者则弦而软。

至若结合现代医学之诊断，则有小便之化验，可见白细胞、红细胞、蛋白质、脂肪等，或可检到尾丝蚴。若于血片中寻及丝虫，更为一种之确诊。然而血丝虫之患者可发乳糜尿，而乳糜尿患者未必定有丝虫。

至于病程，缠绵不断，易于复发，每以劳逸情况为转移。就吾诊治之中，有偏于脾气下陷者，为时常便溏、粪下色青或淡黄、肢倦困怠，为脾阳不振之象。有偏于肾气下陷者，腹胯连腰作酸，前阴支急，溲后余沥，口渴少液。更有波及肝木者，躁烦火升，懊丧不宁。

（四）病机寻源

就古人所云"诸淋所发皆肾虚膀胱热"者，难以阐释脏夺失脂病之机转。曷审其症情，食荤则溺荤味，食蔬则溺蔬味，上午溲清利，下午溺混浊，休息之则溺转清，劳乏之则溲变混。此形症，岂仅为膀胱热之证耶？是以吾乃反复思索，精审病情，乃悟得脏气下夺之旨也。脏气之下夺，由于反复病缠、积虚日久而来。久虚则气失于下陷，气既下陷，则又易阻滞湿热，湿热留恋势必随气下注，逮脏气下陷，进而迫使精髓下流，清浊不分，酿成失脂如乳糜。

原脏气之夺，以脾肾为主。脾主输化，肾主秘藏，且为胃关，《经》云"饮入于胃，游溢精气，上输于脾，脾气散精"之责也。其精微则滋养脏腑，其糟粕则排出体外。溲溺者，本为饮食之糟粕、人身之浊气。及脾虚则不能输布而下陷，肾虚则不能收摄而外泄，足以说明脏气之下陷确为运化无权、统摄乏力，才使清浊不分、精髓下流、溲如膏油，成为乳糜。

脏气之下夺，主在脾肾，至若心肝肺，亦必蒙其影响也。始病损及脾肾，盖脾为后天之源，肾为先天之本，一为生化之源，一为藏精之所，未有本源不足而其他不病也。唯其主在脾肾，必须着重脾肾，此乃求本之治、寻源之法也。

脏气者，有精气相因，下陷则精气皆病，气既不摄，精又不守，则精气不相统摄，转使阴阳不相为用，精气下流泄入阴窍而外溢矣。精液愈枯少，精髓愈干涸，真所谓因病益虚、因虚亦病之境况也。

脏气下陷为其本，湿热下注为其标。脾弱则气虚，气虚则运迟，以致内湿壅滞。肾虚则阴亏，阴亏则火旺，以致内热更重。湿热相互为患，其间或夹有风寒之邪，或素为痰湿之躯，虚虚实实夹杂为病，均须细辨之。

更有某些病例病发时，遍身散落皮肤，色白干枯如木屑，病渐愈则渐减少。推证皮屑之因，亦由脾肾之虚。脾虚则生化乏力，肾虚则精液衰少，使肌肤枯燥而易脱落。当病向愈，脾肾渐健，则皮屑亦渐少。

（五）治法

1. 治疗总则

脏夺失脂病论治之大法，先要复其脏气，更要清其湿热，以其病机为脏气下夺、湿热下注也。脏气下夺，则精髓下流，使气亦虚；湿热下注，则精浊相混，病邪易恋。调复脏气，重在脾肾，非唯其为先天之本、后天之源，且为其脏气受损之所在，脾肾之脏气得复，才有生化之功、摄泌之能，使脏气升降如常而不陷。清化湿热，宜通水道，清滋化源，宜畅气机，使三焦之气化升降复常，则水道自利、精浊自分、湿热自清，当在虚虚实实之中求之也。

总括之，论治之道，为培补、清理二法相互为用，然则应分其先后、轻重、缓急。宜先清理，而后培补。若或培补一早，则恋病贻害；若或清理过分，又反致重损，可不慎乎？至若舍此法而枝枝节节以应之，皆非求本之道。

补脾者，为补其阳也。脾阳虚则中气下陷，故运化无权者，注重于脾，宗参苓白术散法以化裁之。补肾者，为补其阴也，肾阴亏则下元不固，故闭藏无力者，注重于肾，师大补阴汤旨以进益之。至于补泻之法、寒凉之用，亦须斟酌精微。新病为实，然实中夹虚，不宜孟浪攻伐；久病多虚，然虚中有实，不宜贸然培补。寒之不可过凉，虑其湿热虽恋，究属阳分匮乏，脾阳不振；温之不可过急，须顾其津液亏耗。更有分期论治者，各有所主。发病之初期宜清热、止血、凉血、疏气、化痰为急务，稍顾其虚。在向愈期，应以清湿热、补脏阴为治，总应权衡其轻重而施治之。在半虚半实之时，尤不宜操之过急。逮求恢复之期，则须专力培补，在脾肾双补之中，加以益气固元，庶或近之。

2.应用药物之组合

（1）培补脾肾脏气

健脾运化：白术、山药、白扁豆、肥玉竹、六曲、谷芽、资生丸、参苓白术丸、补中益气丸。

补肾固本：川断、桑寄生、杜仲、金毛脊、菟丝子、沙苑子、六味地黄丸。

滋阴生津：龟甲、玄参、首乌、生地、花粉、料豆衣。

益气运化：人参、党参、吉林人参须。

（2）清利下注湿热：淡渗以利湿，甘寒以清热，通调水道得以外泄。车前子、通草、滑石、粉萆薢、生草梢。

（3）杀虫调气：有丝虫者，加川楝子。川楝子为肝经气分药，尤善于杀虫。肝主筋，一身之气无处不到，则其杀虫调气之功亦无处不有矣。

（4）去除附丽之病

夹胸闷者宣气：白杏仁、枳壳、郁金。

夹痰者化痰：半夏、杏仁、橘皮、莱菔子。

夹热者清热：川柏、知母、山栀、川连、白茅根。

夹腹胀者和气：乌药、木香、枸橘。

夹湿者渗湿：陈皮、苡仁、茯苓皮、车前子、粉萆薢。

夹瘀者祛瘀：白茅根、小蓟炭。

出血者止血：陈棕炭、小蓟炭、侧柏炭、血余炭。

（5）升提脏气：脾肾下陷之气，培补渐行充足，尚觉生发无力者，可稍加升麻二三分，以升提之，不宜早用，不可过量。

3. 要领二则

大法细则均已备述，尚有要领二则，再详析之：一为渗利与津液，一为气化与升提。

脏夺之病，水液外泄，精髓已损，似不宜再事渗利。然而湿热下注，若不清利，则又未能得解，是以在渗利时须顾及津液，于渗利之中佐入料豆衣、原金斛、大生地、天花粉等品。而在养阴生津时，亦须虑及湿热，不可滋腻为患。须知清湿热、养精液，须相互为用。养阴生津而不渗利湿热，则湿浊不去、阴亦难复；清热利湿而不顾及津液，则湿热纵去、阴分重伤。渗利之于存阴，有相维相关之要，宜熟审之。

脏气之下陷者，为气虚而滞，运化无力，不能不升提补气以益其元。欲充其本，当理气调气，因气化者为流通之机枢也；且清利湿热有赖于气化，即痰浊之消释亦有赖于气化，又如止溺血更有赖于气化。其气化者，一求气之充沛，而后才有气之可化；一求气之通畅，方能使气周流而为用。前者在于益气，已述于前。后者在于疏气，可用陈皮、乌药、香附、杏仁、蔻仁、枳壳、苏梗、佛手、橘白等微辛微香流动之品，疏理气机而运化，已寓存升提之功用。虽云病为脏气下夺，而却少用升麻、桔梗等升提之药，以其脏气本虚，加以过分升提，适足滋生疾病中之疾病，只可取升之意，未可过乎升逆，前人言升麻少用升气、多用升血即此谓也。对于匮乏之躯，而重用其升逆，则病体将何以支持耶？因此，以补气、益气为主，疏气、理气为次，而以升提法则又次之。其中曲折之妙，实为治法之关键。

（六）应用方剂

1. 通法——导下分清饮

（1）甲方：适用于无血者。粉萆薢四钱，川柏一钱半，知母二钱；陈皮一钱半，苡仁四钱，宋半夏三钱；枸橘二钱，乌药一钱半，川楝子三钱；淡竹叶一钱半，飞滑石四钱，车前子（包）四钱；生草梢七分，西血珀五分（饭泛为丸，分2次吞）。

（2）乙方：适用于有血者。上川连七分，川柏一钱半，知母二钱；小蓟炭一钱半，侧柏炭一钱半，血余炭四钱；乌药一钱半，枸橘二钱，川楝子三钱；车前子（包）四钱，通草一钱，白茅根（去心）一两。

2. 塞法——固元煎

（1）甲方：偏于补阳。潞党参二钱，肥玉竹三钱；漂白术三钱，怀山药五钱；芡实三钱，石莲肉三钱；川楝子三钱，枸橘二钱；黑山栀三钱，通草一钱。

（2）乙方：偏于补阴。大生地五钱，制首乌五钱；龟腹甲五钱，炙鳖甲五钱；乌药一钱半，川楝子三钱；车前子（包）三钱，通草一钱；芡实三钱，石莲肉三钱；川石斛四钱，桑寄生五钱。

3. 补法

（1）甲方：滋肾益元汤。人参一钱，大熟地五钱；龟腹甲五钱，煅牡蛎一两；怀山药五钱，漂白术三钱；菟丝子三钱，沙苑子三钱；白芍三钱，升麻一分；七味都气丸（包）四钱。

（2）乙方：滋肾益阴汤。北沙参三钱，制首乌五钱；龟腹甲五钱，炙鳖甲五钱；茯苓四钱，怀山药五钱；菟丝子三钱，阿胶珠二钱；大生地五钱，升麻一分；川断三钱，桑寄生五钱。

4. 泻法

（1）甲方：鲜生地五钱，白茅根（去心）一两；真川柏一钱半，肥知母二钱；粉萆薢四钱，飞滑石（包）四钱；牛膝一钱半，车前子（包）四钱；白灯心五分，连翘心三钱。

（2）乙方：大生地五钱，龟腹甲五钱；真川柏一钱半，肥知母二钱；川石斛四钱，炙橘白一钱半；乌药一钱半，制香附一钱半；牛膝一钱半，车前子（包）四钱。

5. 杀虫法

化虫煎：粉萆薢四钱，车前子（包）四钱；川楝子三钱，真川柏一钱半；槐米二钱，黑山栀三钱；乌药一钱半，枸橘二钱；通草一钱，白茅根（去心）一两；牛膝一钱半。

（七）治案举例

【例一】

张某，男，59岁，上海某船厂工人。

初诊：1961年6月27日。溺血九月，劳乏为甚，转侧左腰作酸，脉来软弦。经检查，为血丝虫乳糜尿。法当清化湿热以止溺血。

川楝子三钱，炒川柏一钱半；粉萆薢四钱，车前子

（包）四钱；小蓟炭一钱半，侧柏炭一钱半；白茅根（去心）一两，白灯心五分；川断三钱，桑寄生五钱。

二诊：1961 年 7 月 8 日。脉软弦，溺血九月之久，进清化湿热而止，惟左腰仍酸，溲有沉淀，脏气以湿注而下陷，湿注以气陷而益甚，故腰脊作痛，一时难以恢复，故从扶脾以化湿热，调养以顾虚损。

川楝子三钱，炒川柏一钱半；粉萆薢四钱，车前子（包）四钱；小蓟炭一钱半，侧柏炭一钱半；六曲四钱，白扁豆四钱；淮小麦一两，白灯心五分；川断三钱，桑寄生五钱；金毛脊四钱。

三诊：1961 年 7 月 12 日。肾虚溺血，则忽有忽无；脏气不固，则腰酸汗多。当益肾固汗以扶其本、渗湿清热以治其标。

大生地五钱，鲜生地五钱；川柏一钱半，知母一钱半；粉萆薢四钱，车前子（包）四钱；小蓟炭一钱半，侧柏炭一钱半；六曲四钱，白扁豆四钱；川断四钱，金毛脊四钱；淮小麦一两，鲜荷梗一尺。

四诊同三诊。

五诊：1961 年 7 月 22 日。溺血虽止，乳糜未净，肾阴既耗，腰脊自酸。时届暑湿，更宜慎护，守前法以增益之。

大生地五钱，龟腹甲五钱；真川柏一钱半，肥知母一钱半；川楝子三钱，车前子（包）四钱；小蓟炭一钱半，侧柏炭一钱半；川断四钱，金毛脊四钱；菟丝子四钱，沙苑子四钱；鲜荷梗一尺，六一散（包）四钱。

六诊同五诊。

七诊：1961 年 8 月 5 日。尿中浮油已无，溺下乳糜告清，湿热虽得暂时肃清，而脏气一时难以骤复，当乘其病邪初撤之时，立即补益脏元，体力或可由渐加健，慎之。

大生地五钱，龟腹甲（水炙）五钱；真川柏一钱半，肥知母一钱半；怀山药五钱，白扁豆四钱；金毛脊四钱，粉萆薢四钱；杜仲三钱，川断四钱；吉林人参须（另煎冲）七分，炙橘白一钱；淮小麦一两，炒枣仁三钱。

八诊：1961 年 8 月 12 日。乳糜尿久病之后，胃痛腰酸，气弱血虚之证也，当然以尽力培补为宜。

吉林人参须（另煎冲）七分，炙橘白一钱半；枳壳一钱半，陈佛手一钱；大生地五钱，龟腹甲（水炙）五钱；川柏一钱半，知母一钱半；粉萆薢四钱，金毛脊四钱；杜仲一钱半，桑寄生五钱；淮小麦一两，炒枣仁三钱。

九诊至十诊同八诊。

十一诊：1961 年 9 月 2 日。诸恙尽瘥，溲溺澄清，刻此病者仅寐不得长，腰微酸，仍须益气补阴、复其所虚。

潞党参一钱半，大生地四钱；龟腹甲（水炙）五钱，煅牡蛎一两；真川柏一钱，知母二钱；炒枣仁三钱，远志肉一钱半；杜仲一钱半，金毛脊四钱；菟丝子四钱，沙苑子四钱；怀山药四钱，白扁豆四钱。

煎服 9 剂后，原方改研为细末，每服一钱，日服 3 次，开水调服。

按：张某案计诊 12 次，阅经两月余，本脏气下夺之旨而治之，竟得溺血而止、乳糜清而告瘥。初诊在于通泄蕴伏之积热，清利下注之湿邪，佐以止血杀虫。法在通中求塞，使精不下流，血不外溢，所谓塞其流即益其源也。三诊、四诊、五诊正值转变之机，方药灵敏，有旋转而旋进之势。三诊增入扁豆，重在健脾化湿。加入大生地、鲜生地，意在标本两顾，滋阴清热以止血。五诊既增大生地、龟腹甲以补其阴，再入菟丝子、沙苑子以益其阳，阴阳两顾则不致偏；至于鲜荷梗、六一散为适令之小品以解暑。七诊在补阴之中转入益气养元，师参橘之旨而稍稍出入之。总服 20 剂，溺下乳糜见清，诸恙由渐得减，已达病退正乏之境。然后给以阴阳交宗，填补脾肾以益精气，清湿热以化余邪。脾阳得旺则气自升而不陷，肾阴得充则精得摄而不泄，此亦为塞中求通之旨也。

【例二】

胡某，男，39 岁，永嘉路同益村三号。

初诊：1961 年 9 月 10 日。乳糜尿已历年余，体力之耗损甚矣。溲混夹油，兼之溺血，是其本病。其他如头晕、目花、腰脊酸痛、脉见软弱，皆其影响所及。积病已久，为标本两顾之计，当宗益阴化湿之旨。尿液检查：红细胞为高倍镜 6～8 个。

大生地五钱，龟腹甲（盐水炙）五钱；真川柏一钱半，肥知母一钱半；怀山药四钱，白扁豆五钱；金毛脊四钱，粉萆薢四钱；小蓟炭三钱，侧柏炭三钱；川断三钱，桑寄生五钱；怀山药一两，炒枣仁一钱半。

二诊至三诊同初诊。

四诊：1961 年 11 月 8 日。溲混浮油，脏气下夺、亏损过甚之象，至于头晕目花、腰酸腿软、口干便艰、脉软，皆其见端也。进而补益之。尿液检查红细胞为高倍镜 0～1 个。

吉林参须（研，分 2 次冲）七分，炙橘白一钱半；枳壳一钱半，陈佛手一钱；大熟地五钱，龟腹甲（盐水炙）五钱；真川柏一钱半，肥知母一钱半；粉萆薢四钱，金毛脊四钱；甜冬术四钱，怀山药四钱；侧柏炭三钱，血余炭四钱。

五诊至六诊同四诊。

七诊：1961年12月6日。脉来软弱少力，由虚之积久未复，转健非一时所及。在药石之外，注意节劳为要。

大生地四钱，阿胶珠四钱；龟腹甲（盐水炙）五钱，煅牡蛎一两；漂白术三钱，怀山药四钱；侧柏炭三钱，小蓟炭三钱；血余炭四钱，白茅根（去心）一两；川断三钱，金毛脊四钱；粉萆薢四钱，丝瓜络（酒炒）一钱半；升麻（蜜炙）一分。

八诊至九诊同七诊。

十诊：1962年1月3日。乳糜渐次见清，惟浮油尚多，腰脊仍酸。凡百病痛之盛衰，系于体力之强弱而变化，正气渐复，病势渐退，今得专力培补元阴以扶其本。

潞党参三钱，制首乌三钱；大生地五钱，龟腹甲（盐水炙）五钱；制於术四钱，怀山药四钱；芡实五钱，白扁豆五钱；炒川柏一钱半，血余炭四钱；粉萆薢四钱，侧柏炭四钱；菟丝子四钱，六神曲（包）四钱。

十一诊至十六诊同十诊。

十七诊：1962年4月11日。劳累最伤气，乳糜尿耗乏元气之病也。背脊酸痛，夜来少寐，皆肾阴匮乏所致。当守定培养为治。尿液检查：红细胞为高倍镜2～3个，蛋白质（++）。

生熟地各五钱，龟腹甲（盐水炙）五钱；潞党参三钱，制白术三钱；粉萆薢四钱，真川柏钱半；血余炭四钱，阿胶珠三钱；石莲肉四钱，煅牡蛎（包）一两；杜仲三钱，金毛脊四钱；侧柏炭钱半，川楝子（小茴香五分同炒）三钱。

十八诊同十七诊。

十九诊：1962年4月18日。药后溺下乳糜再次转清，惟腰脊酸痛未除。阴亏气陷之证，当于滋阴补气法中参以升阳之旨。尿液检查：红细胞为高倍镜1～3个，蛋白质（+）。

生熟地各五钱，龟腹甲（盐水炙）五钱；潞党参三钱，制白术三钱；粉萆薢四钱，真川柏钱半；血余炭四钱，阿胶珠四钱；菟丝子四钱，金毛脊四钱；石莲肉四钱，煅牡蛎（包）一两；侧柏炭三钱，川楝子（小茴香五分同炒）三钱；升麻（蜜炙）三分。

二十诊至二十一诊同十九诊。

二十二诊：1962年5月9日。病久气弱，固摄之机复而未足，劳乏非所宜也，动作一切均宜珍护为要。

潞党参三钱，麦冬三钱；生熟地各五钱，龟腹甲（盐水炙）五钱；漂白术（蜜炙升麻五分同炒）三钱，甜冬术三钱；粉萆薢四钱，冬瓜子五钱；小蓟炭一钱半，侧柏炭一钱半；石莲肉四钱，煅牡蛎一两；金毛脊四钱，川断三钱。

二十三诊至二十四诊同二十二诊。

二十五诊：1962年5月23日。大病久病最伤气阴，要知神疲少力、头晕背痛，皆积虚未及充沛之证也。尤其对于乳糜尿病后，当补益休养两顾之。

生熟地各五钱，龟腹甲（盐水炙）五钱；制首乌五钱，甜冬术四钱；煅牡蛎一两，杭白芍三钱；杜仲钱半，金毛脊四钱；川断三钱，桑寄生五钱；粉萆薢四钱，冬瓜子五钱；天花粉四钱，怀山药四钱。

按：胡某之病诚为繁杂，240天中，三度反复。自吾宗脏气下夺之旨以进之，乃得进展。入手之始，在于泄热化湿以分清止血为旨。药后血得减，而尿渐清。再循前旨以养阴益元，参以健脾理气。七诊一在肃清余邪，一在固涩元阴，既防其虚，又虑其损。十诊则专力培补肝脾肾三阴，冀获全功。乃以任事过劳，辄见反复。正犯病加于小愈之戒，舍补益其奈何？在十八诊以川楝子、小茴香疏滞气而夹温化。

二十二诊之党参、麦冬仍然为增本固元。二十五诊之花粉、山药爰引吾治消渴之法以应之，使固涩生津交相为用，始得乳糜得以澄清，真煞费苦心也。

【例三】

刘某，男，64 岁，某医院。

初诊：1961 年 8 月 9 日。溲下如乳糜，尿中夹有小红块，溺管刺痛，两腰作酸，头胀口干，脉带歇止。病经 8 年，负病之躯自然虚实夹杂而为病也，当先去其实而勿伤其正。

鲜生地一两，大生地五钱；川柏一钱半，知母一钱半；粉萆薢四钱，飞滑石（包）四钱；淡竹叶一钱，生草梢七分；黑栀三钱，川楝子三钱；通草一钱，白茅根（去心）一两。

二诊：1961 年 8 月 16 日。上午溺色较清，下午依然混浊，此乃脏气下夺之明征也。红块较少，溺管仍痛，舌黄，口干，渴饮，尾椎及腰脊作酸。久病之躯，体虚病杂，当再标本两顾之。

鲜金斛五钱，大生地五钱；川柏钱半，知母钱半；飞滑石（生草梢七分同包）四钱，车前子（川楝子二钱同炒，包）三钱；通草一钱，白茅根（去心）一两；侧柏炭一钱半，小蓟炭一钱半；花粉四钱，怀山药四钱；金毛脊四钱，粉萆薢四钱。

三诊：1961年8月23日。乳糜、血尿均已见清，惟自觉溺管支急，舌黄，口干引饮，尾闾及腰脊作酸，少腹气攻。乳糜经久，脏气下陷，髓液外溢，下焦之气日见其弱而滞矣。

知柏八味丸四钱（分2次吞）

白芍四钱，料豆衣四钱；鲜金斛四钱，花粉四钱；知母三钱，怀山药五钱；小蓟炭钱半，侧柏炭钱半；杜仲一钱半，金毛脊四钱；车前子（川楝子三钱同炒，包）四钱，飞滑石四钱；枸橘二钱，粉萆薢四钱；白茅根（去心）一两。

四诊同三诊。

五诊：1961年9月20日。乳糜尿病已清，惟腰脊作酸而大便艰涩。气阴积虚，非补不可。

陈金斛四钱，黑玄参五钱；大生地五钱，花粉四钱；怀山药四钱，乌药一钱半；川楝子（小茴香三分同炒）三钱，金毛脊四钱；粉萆薢四钱，升麻（蜜炙）一分；菟丝子四钱，沙苑子四钱；吉林人参须三钱。

六诊：1961年10月11日。脉弦左大于右，口干腻，腰作酸，便艰难行，溲数夜多。乳糜之后阴伤液涸，通降失调，正宜宗益阴润养为旨。

吉林人参须三钱，南沙参五钱；大生地五钱，花粉五钱；乌药一钱半，白扁豆五钱；杜仲三钱，川断四钱；菟丝子五钱，沙苑子五钱；升麻（蜜炙）一钱。

共研细末，每服一钱，日服3次，开水调服。

七诊：1961年11月1日。脉弦，腰脊作酸，血虚则肠烁而便艰，津涸则口干而溲数，当宗大花粉法应之，以益气养精也。

大熟地四钱，潞党参三钱；花粉五钱，怀山药五钱；白扁豆四钱，芡实四钱；杜仲三钱，川断三钱；川楝子（小茴香五分同炒）三钱，金毛脊四钱；石莲肉五钱，聚精丸四钱；菟丝子四钱，升麻（蜜炙）一钱。

共研细末，每服一钱，日服4次，开水调服。

按：刘某之脏夺失脂病者，由于阴分伤而湿热重，治以泄热渗湿，旨在分清化解。然而去湿热亦必伤阴，若不顾及积虚之处，则势必重伤其元阴，法当兼筹并顾。因此，取以甘寒淡渗之品。五诊时，在存阴之中参入益气，俾可收气阴相摄之功效。六诊时，乳糜已清，溺血亦止，但下夺之脏气未复，补益其真阴尤要，借脾肾双补之力，收阴阳摄纳之功，再加川楝以理气、升麻以升元，生发之气盎然而兴，可立而待焉。

【例四】

于某，男，32岁，军人。

初诊：1961年10月13日。溺出如膏，病根14年。近4年来，轻轻重重，变化不已。甚时少腹胀滞，腰脊作酸，两腿乏力，精神疲倦，口作干淡，时有泛恶，脉弦。自诉所食肥腻则溲混，所食疏淡则溲清，此乃由脾肾匮乏、脏气下陷而致也。

大生地五钱，龟腹甲（盐水炙）五钱；真川柏一钱半，肥知母一钱半；粉萆薢四钱，车前子（包）四钱；六曲四钱，炒谷芽五钱；厚杜仲钱半，金毛脊四钱；怀山药五钱，芡实五钱；台乌药钱半，川楝子三钱。

二诊同一诊。

三诊：1961年10月20日。溺下乳糜，历经14年，药后由渐清澈，昨以奔走过多，又见溲混。脾肾匮乏收摄无权，当守定以培补为主。

大生地五钱，龟腹甲（盐水炙）五钱；川柏一钱半，知母一钱半；漂白术三钱，怀山药五钱；芡实五钱，川楝子（小茴香五分同炒）三钱；吉林人参须（另煎，冲）七分，炒谷芽五钱；粉草薢四钱，车前子（包）五钱；金毛脊四钱，六曲四钱。

四诊同三诊。

五诊：1961 年 10 月 27 日。溺下乳糜，尚见时清时混，总由气化之盛衰而转移。故非培补脾肾、节劳静养无以收固摄之效，此乃万变不易之定旨也。

大熟地四钱，制首乌四钱；漂白术三钱，白扁豆四钱；芡实四钱，川楝子三钱；山萸肉钱半，粉草薢四钱；乌药钱半，制香附钱半；通草一钱，生草梢七分；川断四钱，金毛脊四钱。

六诊：1961 年 11 月 2 日。十有四年之乳糜尿，清而未净。其始也由积损而致积病，其食也亦渐充而渐健。治此等病之难，即在于阻塞时宜通，通利时宜塞。所谓通塞者，即补泻之意也。

吉林人参须一钱，漂白术三钱；枳壳钱半，陈佛手一钱；怀山药四钱，白扁豆四钱；六曲四钱，炒谷芽五钱；芡实四钱，石莲肉三钱；制香附钱半，台乌药钱半；川断四钱，金毛脊四钱。

共研细末，每服一钱，日服 3 次，开水调服，食前服。

七诊至八诊同六诊。

万病惟求一通

九诊：1961 年 11 月 27 日。自诉溺下乳糜已清两旬有余，惟入夜尚见腹胀，此乃积虚而为脏气下陷之征。欲求矢气不过稍缓其胀耳，寐中有梦，便通溲利。仍宜以固中气为主，方可定成其功。

川石斛（打，先煎）四钱，炙橘白钱半；大生地四钱，龟腹甲（炙）五钱；真川柏钱半，粉萆薢四钱；乌药钱半，川楝子（小茴香五分同炒）三钱；车前子（包）四钱，炒谷芽五钱；制於术三钱，怀山药五钱；六曲四钱，芡实四钱。

按： 于某病缠日久，伤阴耗气，脏气因之下夺，脾肾益形匮乏，乃酿成虚中有实、实中有虚之情况。初诊合大补阴丸、萆薢分清饮之意，乃壮肾气以化湿，良以气壮则湿热自化，湿热得化则尿道自然分清。药后乳糜初愈，乃进而重益其真元，元真得旺，则升降自合常度。但久病气弱，若过于补涩反易气机之不畅。因此，在六诊时转入疏补斡旋，使补而不滞于气、疏而无伤乎正。由此可知，健脾、补肾、益气、助运乃为本病之治旨，亦获效之良法也。

跋

乳糜尿之病名乃出于西医，在中医病名中而求概括其病状者，尚有待于查考。此刻为适应医者诊疗上之便利计，故定一顾名思义之假名，称为"脏夺失脂病"。脏夺者，因积虚劳乏而致脏气下夺也，言其致病之源；失脂者，示其病症也，言其病变之态。就吾临诊之观察以及医籍之记载，此病既有类于膏淋又有类于肾消。然而欲求概括其症情而又有利于治疗者，尚未有之，乃不得不精审而熟筹。不观夫老弱久痢之大孔失守者、妇女气虚匮乏之血山崩冲者，情势危急之症尚可拯其厄而转健，而迁缓积虚之乳糜尿独无计乎? 原大孔失守、积虚血崩，皆元气失其固摄而下陷为病也。爰即本此旨以为治，立六法为规范，为化湿、清热、健脾、助运、益气、补肾以应之，甚觉合乎病机而收敛较捷。吾窃以驱除患者病痛、保卫人民健康为素志，今得研究，稍有进展，贡献出来，借以仰答栽培吾侪者之厚望焉。

跋于翠竹山房

1963 年 7 月 23 日

导邪外达法（中医外治方药）之研究

古人云：病者罹于疾病之繁多，医者苦于治法之不足，治病救人诚不易也。良以治法之施用，应求其当而易者，求其既易于便人又利于治病则难矣。然则得通而治之，则其术无穷，所用亦广。唯求于仓卒之际，应用便捷，得释其病苦者为上。如金针、按摩均得治效之便捷，但须负此术者方能为之。而欲求便、贱、验而人人立可应用者，当以吾导邪外达法为适用。是法之应用肇源于先祖，祖辈业医精于外科，相传至吾始兼内外而专于杂病之治理也。又于临诊所见，有为汤药所不能疗者，有为药石所不能及者，乃转借外治之方术，施用于内症之杂病。历年以来用之多矣，累见其效而乏流弊。若得应用对症合法，可令痛而胀者得其解，可令肿而坚者得其融，可令气窜而扰者得其和，可令痞而结者得其散，瘀阻者可下，停滞者可化，塞结者可释，热郁者可通，甚至瘫痪者能使其行，肢废者能使其动，余如外疡之风肿、热肿、气肿、痰肿，往往用得其法，恒见殊效。上述之经历，尽在吾不断之临诊、不断之研究、不断之应用中发展而得之。14年来，庆幸吾侪中医之际遇，每令人神情愉快，而喜秉笔记录积年之所得以贡献之，吾虽在衰迈之余年，尚甘尽吾之职责以自慰焉。

考导邪外达法，既可用于外科之疾患，亦可用于内科之杂病。吾每于内科杂病中佐内服法而应用之，每收相得益彰之效。或问病在于脏腑，药用于肌表，何能得效？有赖于外治之理通于内治之旨，外治之药亦须合乎内治之药，气味交融，意义相通。所异者，法耳！且夫人身之毫孔，皆气之所由出入，非仅口鼻之谓。汤液之治病，取其草木之气味，由内达外；而外治法之作用，乃藉肌肤之毛孔，由外入内，固属取其气味之相应也。内而脏腑，外而肌肤，因经络之贯穿，得血脉之流注，随气血之运行，则无处不到矣。具有透表达里之力、消灾解厄之能，未可以其为外治法而鄙视之。

外治之必如内治者，在于审因辨证，寻本穷源，不外乎表里、寒热、虚实、阴阳。虚者宜补，实者宜攻；表者宜从浅，里者宜从深；寒者加以温，热则加以凉；在阳分者当轻散，在阴分者当重化。于一切轻重缓急之间，求其符合病情而慎用之。然则又有别于内治法而优于内治法者，有如因衰弱而不胜于攻者，因幼小而不利于表者，病邪郁伏急难外达者，局部之病不易攻到者，上下交病难于合治者，内外合病势难兼顾者，病起于仓卒不易急止者，既畏药苦又要去疾者，凡此种种情况，内服汤液多感棘手，而能应用本法者则能消释而得效。且其所费低廉，使用方

万病惟求一通

便，多有效验，可谓便、贱、验三者具备，老少幼弱，人人可用，谁曰不宜？

此法应用之广，无分内外，不别老幼，可随其需要而用之。外科之疔毒、痈疽，内科之风火、风痰、房后伤寒之腹痛、寒食积滞之脘痛、小便癃闭、筋络牵强，他如头痛、齿痛、喉痛、腰痛，均可选用。仅就平日门诊所得，集而成册，聊以分门别类，以资用者参考。

一、
内科疾患

（一）外感诸恙

1. 感受风寒而头痛，或经久不愈者，或易于发病者

川芎茶调散三钱，冬桑叶二两，同包煎汤，用布绞焐头部。

2. 常受感冒而偏头痛者

生萝卜汁清热定痛，由鼻孔缓缓滴入。

3. 夹阴伤寒少腹剧痛者

葱白头、生姜，用酒炒，包熨少腹。

4. 寒热不解、胸次闷窒者

牛蒡子五钱，莱菔子四钱；苏叶四钱，紫菀四钱；猪牙皂四钱，干菖蒲五钱。煎汤，用布绞焐胸部，以及解释脘腹之积食胀痛。

附： 鼻渊方

熟石膏二钱，苍耳子二钱；薄荷一钱，杭菊二钱；龙胆草二钱，生甘草一钱；冰片一分。共研细末，早晚 2 次嗅吸用。

（二）吐、呃忒 [①]

1. 止吐法

因于寒凝食滞或热郁气逆者，用生姜打烂，扎敷内关穴。

---

① 呃忒：呃逆。

2. 吐、呃忒

解释积痰阻滞。

（1）猪牙皂四钱，干菖蒲五钱；生莱菔子一两，生附子一两；牛蒡子四钱，苏叶五钱。同包煎汤，用布绞熰胸脘处。

（2）取嚏能停呃。

（三）腹痛腹泻

1. 感寒腹痛

用旧布鞋底烘热，熨熰腹部，可祛寒定痛。

2. 寒凝气滞、腹痛如绞者

用醋炒香附或炒麸皮或炒热盐包扎熨腹部，立可止痛，行气消积。

3. 食积腹痛

（1）萝卜、生姜同打，去汁加香附五钱，用酒炒热，布包熨腹部。

（2）皮硝包扎肚脐上，可通导积滞。

4. 因寒腹泻、脐冷不温者

肉桂末三分（或胡椒末）置于脐孔中，盖以暖脐膏。

（四）痹痛

1. 风寒湿袭络，四肢关节疼痛，偏于寒者

麻黄三钱，细辛三钱；苍术三钱，皂角二钱；乳香三钱，没药三钱；干菖蒲三钱。共研细末，加晚蚕沙十两，喷酒少许，炒热分扎两包，轮流温熨关节，自上而下留出指（趾）尖。

2. 肢节痛热熨不适者

可以蒸热豆腐贴之，甚效。

3. 祛风止痛

乳香四钱，没药四钱；豨莶草五钱，伸筋草五钱；五加皮五钱，威灵仙五钱；钻地风五钱，白蒺藜五钱。共研细末，用酒调敷疼处。

4. 活血祛风止痛

王不留行五钱，落得打五钱；苍术五钱，独活五钱；

苏木五钱，木瓜五钱；桃仁五钱，红花三钱；乳香五钱，没药五钱；川草乌各二钱，全蝎一钱；钻地风五钱，肉桂粉四钱。共研细末，用蜜糖、黄酒调敷。

5. 活血祛风，止痛和伤

净乳香五钱，净没药五钱；王不留行五钱，落得打五钱；苏木五钱，木瓜五钱；羌活三钱，苍术三钱。煎汤用布绞熥。

（五）肿胀

1. 腹部膨胀、水湿盈溢者

导水：用大蒜头五个，田螺四个，车前草一些，打烂涂脐孔。

2. 四肢浮肿者

（1）河白草四两，苏叶四两，水姜片五钱，同包煎熥肿处，以祛风肿。

（2）防己五钱，河白草四两，水姜片五钱，冬瓜皮四两，苏叶五钱，同包煎熥，以祛风肿。

（3）葱头一把，小茴香一钱，酒炒热熥，温通行气以消水。

（4）文旦皮一只，冬瓜皮七钱，防己五钱，五加皮五钱，煎焗，疏肝气以行水。

3. 囊肿

雄黄五钱，白矾五钱，甘草二钱五分，煎汤绞焗。

（六）出血症

1. 吐血、咳血、咯血虚阳上冒者

引火下行：轻者用大生地五钱，咸附子五钱，打泥同敷足心；重者用生附子钱半，蓖麻子二十粒，麝香五厘，同打如泥扎两足心，可治大量出血面赤阳越者。

2. 鼻衄

（1）芭蕉根一段打烂，用纱布包塞鼻孔。

（2）生五倍子、生明矾等分，研为细末，用棉花细条蘸塞鼻孔，二三分钟即止。

3. 齿衄

石榴皮四钱，薄荷八分；川柏二钱，白菊花三钱；马勃一钱，飞中白（包）三钱。煎汤漱口。

4. 在人字骨中有一细洞，漏血不止

可用炒山甲粉干撒之。

（七）疝气

1. 苏叶二扎，生姜五钱，香附一两，橘叶一两，煎汤包熁。

2. 代代花子、香附、苏叶，煎汤绞熁。

3. 苏叶二扎，香附五钱，延胡三钱，川楝五钱，酒炒熁之。

4. 荞麦粉四两，胡芦巴四两，小茴香一两，生香附一两，共研细末，炒热布包熁之。

（八）中风颜面歪斜

1. 口眼歪斜者

木瓜一两，羌活四钱，全蝎二钱，僵蚕三钱，蚕沙四钱，用热酒喷，布包熨头面。

2. 口角歪斜

用斑蝥一只，研细和入葱白头泥，置入膏药，贴患侧。

3. 面肌麻痹

木瓜一两，羌活四钱，防风四钱，苏叶五钱，全蝎五钱，僵蚕三钱，同煎，布绞焗。偏于活血，可加王不留行一两；偏于祛风，可加牛蒡子三钱。

（九）癥结痞块外消法（力性甚大，不可随便）

1. 消癥法

乳香、没药、王不留行、当归尾、水红花子、皮硝研匀，热高粱酒调和，装布袋内，敷放结块上。每用数分钟即移去，断断续续用之，万勿连续使用，以防发生病变，但求逐渐而消，得衰其半而止。此外，应佐以内服培养之品，孕妇忌用。

2. 化痰块

（1）控涎丹三钱，紫金锭三小块，共研细末，用山慈菇一只开水磨汁调搽，或皮硝三钱泡汤调敷。

（2）玉枢丹加入阳和膏内贴之。

3. 消痰核

生南星五钱，生半夏五钱，紫荆皮五钱，王不留行五钱，共研细末，用皮硝二钱泡汤调涂。

（十）截疟外用法

1. 苍术、白芷、桔梗、川芎等分，共研细末，在疟发前半小时用纱布包粉少许，仅塞一鼻孔，可截疟。

2. 胡椒少许置暖脐膏上，在疟发前 3 小时贴肺俞穴。

（十一）梅毒

梅毒八宝丹：滴乳石二钱，血珀一钱，朱砂一钱，珠粉八分，冰片五分，飞面二两七钱四分，共研细末，干掺腐处。

（十二）羊毛痧（肢冷、肢麻、胸闷、腹痛，甚则神昏，属于时疠之疾）

用法：用高粱酒伴面粉成团，在胸次反复滚转，其后拗断粉团，每可见其有如羊毛状者。

功能：开通胸次之郁闷及无法形容之难过。

附：通行八法，运气行血

（1）活血祛伤：乳香四钱，没药四钱；王不留行一两，落得打一两；苏木四钱，木瓜四钱。

（2）活血祛风：乳香四钱，没药四钱；王不留行一两，落得打一两；羌活五钱，独活五钱。

（3）活血消痞：乳香四钱，没药四钱；王不留行一两，落得打一两；水红花子五钱，皮硝五钱。

（4）活血行气：文旦皮五钱，生香附五钱；王不留行一两，落得打一两；苏木五钱，木瓜五钱。

（5）行气止痛：乳香四钱，没药四钱；王不留行一两，落得打一两；文旦皮五钱，生香附五钱。

（6）行气化湿：晚蚕沙四钱，豨莶草四钱；文旦皮一两，生香附一两；苍术五钱，木瓜五钱。

（7）活血息风：全蝎四钱，僵蚕四钱；木瓜一两，羌活一两；防风五钱，苏叶五钱。

（8）活血祛宿伤：乳香四钱，没药四钱；地龙五钱，血竭五钱；当归一两，苏木一两。

万病惟求一通

二、
妇科疾患

1. 经行腹痛、寒凝气滞者

香附、苏木、桃仁酒炒布包熨之，能止痛行经。

2. 阴挺

（1）升麻三钱，柴胡三钱，蛇床子五钱，乌梅九枚，荆芥穗四钱，藿香叶四钱，椿根皮四钱，同包煎熘，适用于偏湿热者。

（2）升麻三钱，柴胡五钱，党参芦头五钱同包煎熘，适用于偏气虚者。

（3）蛇床子三钱，蕲艾叶二钱，南樟木三钱，荆芥二钱水煎熏洗。

3. 阴道洗方（湿热流注作痒作痛）

黄芩三钱，黄柏三钱，花椒二钱，明矾三钱，煎汤熏洗。

4. 尿泡脱出方

泽兰叶四钱，马勃二钱，煎汤熓之。

5. 阴茧

（1）净乳香三钱，净没药三钱，共研细末，用凡士林调成膏，再置马勃上，外敷之。

（2）马勃三钱，土贝一钱，赤芍一两，秋毫散五分，共研末，用凡士林调敷。

（3）蛇床子五钱，乌梅九个，煎汤熏洗。

三、儿科

1. 神应止泻丹

当门子二分，明矾四钱，樟脑三钱，朱砂四钱，共研细末，用药少许置橡皮膏上贴脐孔。适用于小儿 6 ～ 10 月间之暑热泄泻。

2. 小儿急惊

栀子、桃仁、飞面、高粱、鸡蛋白研末调和敷两足心，可泄热去惊。

3. 痧疹隐缩

芫荽子、樱桃核、西河柳、干浮萍，棉纱线煎熁肌表，不可着风，力能透达痧疹。

4. 婴儿壮热，满口碎腐，肢痉呻吟，舌出痛不能收者

（1）濂珠粉一分，熟石膏一钱二分；西黄二分，甘中黄四分；象牙屑钱半，飞中白八分；滑石钱半，梅片三厘。共研细末，用荷叶露调和，频搽所不能收进之舌上。

（2）珠黄散二分，曹氏玉雪丹，用地骨皮露润湿在舌上，徐徐咽下。

以上两方相间并用。

5. 弄舌（舌出口角，时时动摇）

飞青黛一钱，熟石膏二钱；甘中黄一钱，飞中白一钱；生蒲黄三钱，冰片三钱。共研细末，上于舌下。

6. 脐孔出水

川柏七分，青黛四分，共研细末撒之。

7. 婴儿脐眼突出

生香附三钱，枸橘三钱，苏叶三钱，同包煎浓汤熄之。

8. 婴儿便艰脱肛

柴胡三钱，升麻三钱，葛根三钱，马勃一钱，同包煎熄肛门。

9. 小儿便泄，肛门红肿

可用极薄纸涂凡士林敷肛门。

四、
五官口腔科

（一）眼疾

1. 迎风流泪

鲫鱼胆七枚，人乳汁一盅，合和蒸熟后，每日滴眼数次。

2. 砂眼（因于风火者）

桑叶三钱，杭菊二钱，防风一钱，同包煎汤熏眼。

（二）耳疾

1. 耳聋

（1）灵磁石一小块如黄豆大，穿山甲少许共研细末，棉裹塞耳，口含生铁一块，觉耳中如风雨声过者，耳即通音。适用于凡因鼻渊(副鼻窦炎)引起中耳炎之实证，耳闭气者。

（2）用龟尿滴耳，适用于因高热引起耳聋者。

（3）用鲤鱼胆汁滴入耳中。

2. 耳内渗黄脓水者

（1）龙胆草三钱，川柏三钱，飞青黛钱半，共研细末，合和塞耳。

（2）红棉散塞耳内。

（三）齿疾

1. 齿痛

（1）火硝三钱，雄黄一钱，细辛三钱，猪牙皂四荚，大蒜三枚，共研细末，与蒜捣和，捏成小长球，塞耳可止齿痛。用于风火牙痛。

（2）桑叶二两，煎焗。用于风火牙痛者。

2. 牙疳

（1）漱口方：川柏三钱，马勃一钱，薄荷一钱，杭菊二钱，甘中黄钱半，用米泔水煎洗。

（2）吹牙方：珠黄散一分，金锁玉匙散三分，合和频搽牙。

以上两方相间并用。

3. 溢髓（齿龈萎缩、化脓疼痛，西医谓牙周炎）

（1）生白术三钱，川柏炭三钱，用米泔水煎水漱口。

（2）生白术二两，用米泔水煎汤漱口。

4. 齿龈肿痛因于阴亏风火者

金锁玉匙散三分，熟石膏五钱；甘中黄五钱，飞中白五钱。共研细末，搽牙龈。

（四）口腔咽喉疾患

1. 润喉清音方（用于职业性音哑者）

北沙参四钱，天冬三钱；川贝三钱，马勃一钱；飞中

　　　　　　　　　　　　　　万病惟求一通

白一钱，生草一钱；薄荷五分，黑玄参三钱。共研细末如尘，用糯米纸包少许，放口内含化。

2. 风火喉痛

金锁玉匙散三分，频频吹喉。

3. 口疳碎烂方

珠黄散二分，熟石膏五分；飞中白二分，甘中黄一分；飞滑石二分，冰片五厘。共研细末搽口。

4. 口腔溃疡破碎者漱口方

（1）马勃一钱，川柏钱半，薄荷一钱，绿萼梅钱半，煎汤漱口，清热消炎。

（2）石榴皮五钱，野蔷薇瓣三钱，川柏三钱，马勃一钱，白菊花三钱，枯芩二钱，煎汤漱口；或加飞中白二钱，甘中黄二钱，薄荷一钱，儿茶一钱。

5. 茧唇风

诃子肉三钱，飞青黛二钱，五倍子三钱，熟石膏二钱，共研细末，用菜油或麻油调搽。

五、
外疡疾患

1. 痈、疖、疔

（1）缠颈痰痈：羌活四钱，防风四钱；桑叶一两，苏叶四钱；马勃一钱，赤芍四钱；皮硝五钱。同包煎，熁患处四周。

（2）热疖

①生石膏三钱，熟石膏三钱，生大黄五钱，用菊花二钱泡汤调搽。

②熟石膏五钱，黄芩粉五钱，用菊花二钱泡汤调搽。

③生石膏一两，生大黄一两，绛丹二钱，共研细末，用菊花水调敷。

（3）鼻内疔：杭菊花三钱，开水泡凉塞鼻内，可解疔毒。

（4）风毒肿痛者：用桑叶一两，煎汤温洗。

2. 缠腰蛇丹

生石膏粉三钱，川柏粉三钱，飞青黛四钱，合和用菜油调搽。

3. 流火

川柏五钱，石膏五钱，青黛三钱，共研细末，用豆腐调搽。

4. 臁疮

（1）熟石膏五钱，飞中白五钱，冰片一分，或加炉甘石，共研如尘，用少许生猪油同打烂后敷患处。

（2）川柏粉二钱，熟石膏六钱，秋毫散五瓶，研和用凡士林调搽。

5. 下肢长期溃疡

尿浸石膏日久，石膏上会出现一层皮，取其皮研为细末，调敷患处。亦可治喉痛。

6. 乳部疾患

（1）乳中结块

①无馅馒头一只，用皮硝四钱，入少许水，隔水炖温。将馒头打烂，热敷块上。

②王不留行二两，落得打一两；乳香四钱，没药四钱；生香附二两，枸橘三钱；橘叶三钱，皮硝五钱。

③生香附二两，赤芍一两，乳香二钱，没药二钱，共

研细末。用皮硝四钱，热水调敷。

④结块肿硬，不红不肿：玉枢丹二钱，小金丹二颗，紫荆皮一两，三味合研，用开水、山慈菇汁调搽。

（2）乳中结核：水红花子五钱，王不留行五钱，皮硝一两，同馒头一只打烂，调和敷患处。

7. 冻疮

（1）用红辣椒泡汤洗。

（2）用当归四逆汤、吴萸、生姜等煎汤洗。

（3）冻疮已溃：白及粉五钱，用蜂蜜调敷，再用马勃片贴之。

六、
皮肤疾患

1. 湿疹

（1）皮肤渗出滋水者，用当归、苦参煎汤洗。

（2）皮肤痒、湿气重者，夏天用川柏粉六分，六一散六分，冬天用川柏粉六分，青黛四分，共研细末。

（3）川柏三钱，熟石膏三钱，飞青黛四钱，共研细末。

以上粉末，若皮肤干燥者，用油调搽；若皮肤湿水者，用粉末干扑之。

2. 周身皮肤红瘰作痒

花椒（半整半碎）一两，用布包擦患处。整以祛风杀痒，碎以燥湿杀虫。

3. 皮肤作痒

用生姜皮擦之，可活血杀虫，切忌手抓。

4. 头部作痒

苦参四钱，大风子肉四钱，百部四钱，侧柏叶四钱，煎洗。

5. 脱发

（1）胡桃三个，榧子三个，侧柏叶一两，捣泥泡雪水刷。

（2）杨柳枝，黑芝麻梗，煎汤洗之。

6. 鹅掌风

将患手置松毛上熏（撒松毛于炭火上），再浸入松毛豆腐泥内，然后搽上桐油，约半月可愈。

7. 灰指甲

（1）急性子五钱，白及一钱，共研细末，凡士林调搽。

（2）乌贼骨粉，用麻油调搽。

（3）松毛三两，柏叶三两，研碎，另用生豆腐切片放锅内烤热，用手放在豆腐上反复烤之约 10 分钟，然后再将松毛置炭火熏之约 5 分钟，半月左右见效。

（4）汞硼油交①、黄降丹、硼砂等分，研细为末，再加凡士林调匀备用。

8. 一般皮肤病洗方

蛇床子三钱，地肤子三钱；白鲜皮三钱，川柏三钱；苦参三钱，白菊三钱；百部三钱。煎汤洗。若痒甚，加枯矾。如肾囊风、阴户痒等，均可用。

9. 皮肤脱落、肌肉剥露者生肌收口方

新鲜橄榄粉，用菜油调涂敷之。

---

① 交：疑为"胶"之误。

七、
肛门疾患

1. 肛痈

肛旁结肿巨大硬痛，皮硝四钱，水红花子三钱，土贝四钱，乳香三钱，真川柏三钱，同包煎煟。

2. 肛痒

芫花四钱，川柏三钱，花椒三钱，同包煎汤洗。

3. 肛裂

秋毫散三分，用凡士林调涂。

4. 脱肛

党参芦头、升麻、柴胡、罂粟壳、莲蓬壳、石榴皮，加醋一小杯，煎汤煟肛门。

八、
外伤疾患

1. 跌打外伤药粉

乳香四钱，没药四钱；桃仁四钱，红花四钱；地龙四

钱，血竭四钱；川芎四钱，生香附四钱；细辛三钱，苏木
五钱。共研细末，入樟脑粉四分，用蜜调成厚浆涂纱布上，
敷患处。

2. 跌伤

用雌雄蟹一对，酒煮熟，食其肉而将壳打碎，调敷
伤处。

3. 伤筋

（1）桑枝三钱，红花一两，扦扦活五钱煎汤焗。

（2）七厘散八分，樟脑一分，高粱酒和涂。

4. 吊伤

生栀子、桃仁、飞面、高粱酒、蛋白研末调和敷。

5. 手被鱼骨刺伤后血出而肿、高举不舒者

土贝四钱，赤芍四钱；大黄四钱，花粉四钱。共研细
末，用忍冬藤一两煎汤调搽。

跋

　　近闻上海中医药大学郭天玲教授、陆海凤医生等，
积数年之心血，衰然成帙，撰成《吴门医派曹惕寅遗稿
存真》一书，深感前辈对其先师的传承，治学至精，勤
勉不倦，不由心生敬意。

　　吴中地秀人杰，千年历史孕育了璀璨的文化，香山
帮打造的苏州园林、江南古镇巧夺天工，苏州丝绸和刺
绣蜚声海外，他如昆剧、评弹、吴门画派等诸多非物质
文化遗产，对近百年海派文化的起源与发展，也有着重
要的影响，而吴门医派同样也是苏州文化中的一朵奇葩。

　　吴门医派肇始于明朝戴思恭、薛己，至明末清初吴
又可、叶天士渐至鼎盛，又有徐灵胎、薛生白等诸多先
贤。吴门医派其中的分支创立了温病学派，以善治外感
温热病为长，用药强调"轻清灵巧"，对后世孟河医派和
海派中医影响久远，故世人有"吴中医派甲天下，孟河

医派冠吴中"之誉。曹惕寅先生的伯父曹沧洲先生，亦为吴门医派中之翘楚。曹沧洲先生家学渊源，幼承庭训，精于内科，对外感温热病亦颇有心得。其曾于清光绪三十三年（1907），与青浦陈莲舫共同奉诏入京，为光绪皇帝与慈禧太后诊治，后赐七品御医，便有了"三钱萝卜籽，换个红顶子"的故事。

曹惕寅先生，名岳峻，字惕寅，以字行，为民国四大高僧印光法师皈依弟子，法名契敬。承其祖云洲、伯父沧洲、兄南笙，医术大进，于上世纪二十年代迁居沪渎，设诊于斯，成为海派中医的一支重要脉络。学术上强调"万病惟求一通"，一曰应机，祛邪以求通，调和营卫，流通气血；二曰宣化，疏调以求通，协调升降，沟通三焦；三曰调摄，调理以求通，培脾益肾，疏补交融。此三点可谓直中肯綮，要言不烦。曹惕寅先生临证六十余年，擅治内外各科，常将外治方药用于内科疾病而收效，称为"导邪外达法"。用药推崇吴门医派杰出医家叶天士，圆机活法，轻清灵巧，在古方和家传基础上多有创见。遣方讲究药物组织结构，每以功效相类或相辅相成的药物为一组，每组二三味，每方分为上、中、下、末四组，上为主药，中为相辅，下为相须，末则通调，

　　　　　　　　　　万病惟求一通

如此条分缕析，一目了然。

　　1956年7月，为统战以及抢救整理老中医经验需要，原上海市卫生局筹建成立了上海市中医文献研究馆，并先后设立了七个业务组开展研究工作，曹惕寅先生被聘为上海市中医文献研究馆馆务委员。作为我馆建馆后的第一批最重要的馆员之一，曹惕寅先生担任验方组组长，收集各类验方、秘方、民间单方。上世纪五六十年代，我馆组织力量，陆续整理出版了一批较有质量的专病文献专辑，其中就有为屠呦呦教授研究青蒿素提供线索和启发的《疟疾专辑》一书；另外还油印了一大批以名老中医经验为主的小册子，而曹惕寅先生于此时亦贡献了《中药治疗膏淋（乳糜尿）之初步研讨》和《温热性哮喘表攻补三法之研究》，并四次在《上海中医药杂志》上发表论文。曹惕寅先生的著作中，以《翠竹山房诊暇录》最负盛名，该书成书于1927年，共分两卷，记录其医案医话共77个，充分展示了其治学思想和临证精华，具有较高的学术和整理价值。另有《临证述要》《万病惟求一通》《翠竹老人卫生方》等医稿遗世。

　　建馆初期，为传承馆员临床经验和关心联络馆员生活，我馆选拔了一批中青年中医和刚从上海中医学院毕业的年轻力量，作为助理馆员，而郭天玲教授就是其中的佼佼者，当时拜师曹惕寅先生的我馆骨干还有黄少堂、王秀娟、林功铮三位前辈。郭教授前后跟师学习多年，深得曹师之真传，后又调至上海中医学院从事医史文献研究，造诣颇深，现任上海中医药大学专家委员会名誉委员。陆海凤医生于二十世纪五六十年代入选上海市卫生局直属中医带徒班，1963年起师从曹惕寅先生，对曹师学术思想和临床经验有切深的理解和多年的实践，并留存了珍贵的文字资料。此次由郭天玲教授、陆海凤医生领衔编著、整理，付梓曹惕寅馆员的遗稿，功绩卓然，利在千秋，亦值得我馆后侪学习！

上海市中医文献馆

甲辰谷雨